纂要经验录

清·廖诚菴 著

无聊斋主人小中医 整理

全国百佳图书出版单位

中国中医药出版社

·北京·

图书在版编目（CIP）数据

纂要经验录 /（清）廖诚菴著；无聊斋主人小中医
整理 . — 北京：中国中医药出版社，2023.12
ISBN 978-7-5132-8603-9

Ⅰ.①纂… Ⅱ.①廖… ②无… Ⅲ.①中医临床—经
验—中国—清代 Ⅳ.① R249.49

中国国家版本馆 CIP 数据核字（2023）第 235496 号

中国中医药出版社出版

北京经济技术开发区科创十三街 31 号院二区 8 号楼
邮政编码 100176
传真 010-64405721
山东临沂新华印刷物流集团有限责任公司印刷
各地新华书店经销

开本 880×1230 1/32 印张 5 彩插 0.25 字数 93 千字
2023 年 12 月第 1 版 2023 年 12 月第 1 次印刷
书号 ISBN 978-7-5132-8603-9

定价 39.00 元
网址 www.cptcm.com

服 务 热 线 010-64405510
购 书 热 线 010-89535836
维 权 打 假 010-64405753

微信服务号 zgzyycbs
微商城网址 https://kdt.im/LIdUGr
官 方 微 博 http://e.weibo.com/cptcm
天猫旗舰店网址 https://zgzyycbs.tmall.com

如有印装质量问题请与本社出版部联系（010-64405510）

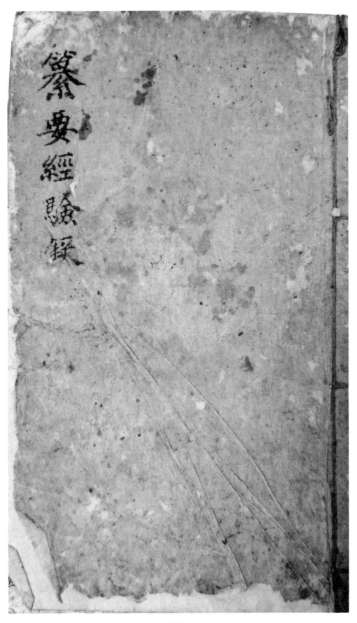

手写稿（1）

誠菴纂要經驗錄序

嘗思濟世之道莫先於医斯言誠有悮奥識觀今之業医者悅今惚今讀古書而

不探其旨查今冥今照古法而不究其宗及其臨証視診恰似嬰兒匍井立方用

藥儀若瞎子彈琴臨若因而病不合方、不利病悮人多矣濟世何為也幼讀

古人医書諸賢著述頗多紛、莫辨泛、難明承師訓誨所謂諸書有益必須擇

其要旨究其本宗若探其旨者一言而終不究講業者流散與窮故又得師耳提

面命將人之性命生死情形陰陽轉灸枕閱授子泰悟後新朝夕廢寝熟煉深思

心頌神会數載苦研即知仲景六經何方不備何法不宜盖六經者何三陰無

是也三陰三陽者何乃一陰一陽是姤知医道一而巳故天得一以清地得一以

宝人得一以聖物得一以亨而医不得一不可以為医心不識一不可以為明眎

《纂要经验录》及廖太医生平小考

　　某日，好友葛根（新侣山堂中医爱好之闲散人，姓葛，名东仁，素喜古玩、古籍）发来微信："刘老师，我淘到一本手抄古卷，你一定要看一下，肯定适合你的口味！"然后发过来几张照片，果不其然，仅看二三病案，便已深深地被吸引，激动之情难以言说——知己啊！当时就要求复印一本给我，非读完不可。读过之后，就觉得非得整理，并且校注出版此手稿，以告太医，不愧朋友相托。

　　关于此手稿作者，几经周转，至今仍非十分明了，只有所谓柳暗，却无花明时。当时拿到手稿时，名称为"纂要经验录"，无作者姓名，亦无年代指示。泛读几遍，可以推测作者为晚清时人，根据其中所用的许多方言习惯，大概属江南人士，可能属于地方名医之类。仔细读过多次之后，才于文中某处，作者的病案中，第三者的对话中找到其姓氏——廖。几年之后，网上便找到了廖诚菴的正式出版古籍：《廖太医经验辩症录》，明善堂存板，甲寅年。如此才知晓诚菴先生曾供太医一职，按晚清属甲寅年的有1854年和1914年。及至今年，即2023年，校稿三次，初步注解完毕。才想到去大学图书馆查阅，按此线索，看是否能找到更有价值的信息。颇为意外的是，居然豁然开朗，在《中国中医古籍总目》和《中国中医药学术语集成·中医文献（下）》查到相关信息:《廖太医经验辩症录》2卷，有清刻本（成书于清宣统二年，即1910年）和1914年刻本明善堂存板两种版本。目前在天津医学高等专科学校图书馆内藏有清刻本，网上有拍卖的明善堂存板。另外，种种迹象表明，可能此书出版时，廖太医已经过世，是后人帮助整理出版的。当然这只是个人猜测。

如此，对作者的信息可以集中如下：当为清光绪或宣统时代太医，江南人士。其经验录有2个刻本，书有2卷。据网上公布的零星图片可以看出，正式刊出时，其书分有上、下2卷，并附有另外一个内容：天人转度。

本次整理的手稿，根据内容大致推断，可能为正式刊出前作者的手稿，编排没有规整的秩序，而且作者自己就写了两个序言——"诚菴纂要经验录序""经验录自叙"，最后一篇却又命名为"诚菴经验辩证录"，参照网上部分公开的《廖太医经验辩症录》信息，此手稿中的内容与《廖太医经验辩症录》中的内容大多一样，但是相同的病案出现在不同段落中，显然《廖太医经验辩症录》是经过认真编排的，而此手稿的编排则显得比较随意。如此大概可以认为，此手稿为正式出版前的作者手写稿。

中医素有难学之称。其实说易不易，说难不难。说易者，既通阴阳之学，复知三阴三阳之变，便是易。说难者，阴阳之变，难得其全者。廖氏之经验及其用药，中规中矩，然其特色所在，仅一处耳：阳虚之浮！治则在于其镇浮阳之法。因此理、法，本人于临证亦有所参悟，因此读之便畅然无比。概此手稿内容，既如廖氏所言有三："阴阳变动之理、病症效验之方、平生救人之案。"本人才疏学浅，慵懒无比，前后七八年时间，断续精读细研，对每一个病案都细细品味，才堪堪得以完稿，又得朋友之助，付梓出版，了却平生难得的一桩心愿。

另外，在此次校注完稿之际，又得到一个新信息，2022年1月山东科学技术出版社出版了王云超和师浩钧主编的《三家未刊医书合辑》一书，其中收录了《廖太医经验辩症录》，这一刻实在是五味杂陈，叹惜慵懒所致，已有有心人先走一步，出版了此书。慨叹之余，立即在网上购买了此书，三日后即至案头，稍做比对阅读，发现不仅顺序与本次整理的手稿不同，而且其中具体到一些病案的记载中，亦有许多文字上的差异，甚至有些处方都有所不同。而且"序""自叙"亦缺如，因未做更多详细阅读，不知是不是被拆开，散落其他内容。另外，《三家未刊医书合辑》"前言"中提及的是以明善堂存板为蓝本的。但通过对比书中所附书籍封面的原图，与网上所传之明善堂存板的封面，发现二者有较大出入，不知何故。另外编者根据自己的理解，对内容做了一些顺序上的调整。本人不是专业从事古籍考证研究的，因此，对此不做更深的研究和讨论，以免误导读者。

不过，从以上所了解的内容来看，我更加坚定了之前的想法：此手稿极有可能是廖太医最初未整理过的手稿。因此，这次整理，基本上是按手稿原来面目进行重刊。其实促使我下决心要出版此手稿的主要原因，实乃廖太医的主要学术思想，尤其是其对阴阳学说的认识、临床辨证及用药思路，简直如同自己亲笔书写一般。这也是我当初获得此手稿时心情激动的原因，真是难以言表，甚至惊为天意，所以才再三用心细读，对每一处理论论述、每一个病案都做了详细的注解。在注解的过程中，那种无碍的感觉，只有自己才能体会个中滋味。

无聊斋主人小中医

癸卯年夏月于无聊斋

《纂要经验录》内容概要

本手稿内容，主要分为三部分。

（一）论医道。又分两种，一种是医道总论，如"坏药伤人论""看病切要"；一种是各种医学理论，如"阴阳证论""阴证似阳、阳证似阴论""吐血咳嗽论""虚阳外越论""非风证论""虫证论"。

（二）病案。亦有两种，一种是附在每节医论之后，如"经验阴证似阳案证""阳证似阴案证""经验虚阳外越案证""经验非风证案"；一种是先论医理，后附病案，如"脾虚气弱之症""经验录实论""妇女杂证论""治痘论""诚菴经验辨证录"。

（三）绪论一类。手稿有两个绪论，即"诚菴纂要经验录序"和"经验录自叙"。其可能是作者不同时期对医学的不同感悟。

其中，"妇女杂证论"主要记载了癥瘕、崩带、孕妇诸病，亦斥妇科专用四物汤之不良习用。"治痘论"所载之痘者，无一例用清热、外透之法，可能所治皆已成变证，故治已不在痘，而在变证。"诚菴经验辨证录"记载了临床多种疾病的辨证思路和用药原则，大多有病案附于其后。其记载的病种比较多：咽喉肿痛，脾约，老年性便秘，崩带，瘰疬，痛风，眩晕，伤寒病，如见鬼祟者，出丹，阳虚伤寒，带状疱疹，大头瘟，咳血，下血，阳明病，旅途劳伤，腹痛，阳证似阴，少阳证，郁证，见鬼怕鬼，耳聋，头晕遗尿，肺痿，阳强漏精，阳虚便秘，虚劳，阴极似阳证，蛔虫病，虿病。该篇最后对阴证似阳的辨证思路进行了总结。

校注说明

　　《纂要经验录》十九篇，廖诚菴著。廖诚菴，生卒年不详，生平事迹无所考证，大概为晚清时期人，曾为清光绪或宣统时代太医，江南人士。本次所整理手稿，可能为廖氏亲笔所书。其内容可能被后世整理出版（亦有可能其后期还有其他学术著作手稿）两次，书名为《廖太医经验辩症录》，出版时间为1910年（清刻本）和1914年（明善堂存板）。经简单比对，正式出版的书籍，与本次整理的手稿，文字内容大致相同，《廖太医经验辩症录》较之《纂要经验录》，内容更多，如"天人转度"一章，属歌赋一类，因内容不多，根据网上散落的内容，录于本书之后，未做校注；其他较多的内容暂不录入，本次整理仅以手稿为准。王云超、师浩钧主编的《三家未刊医书合辑》，据编者所云，乃以明善堂存板为蓝本整理，读者若有兴趣，可以参阅。

　　据手稿中的序言和自叙几篇中的内容可以看出，廖氏学术思想根于仲景伤寒六经，深得阴阳学说之奥旨，平素所读医书颇为丰富，善于活用经方，所录之病案，皆以重症、急症为多，因此细细研读，极有利于了解阴阳学说在医学中应用的奥妙，对于活用亦是极有借鉴意义。而廖氏之"大医精诚"思想，则遍布于医理论述和临床病案之分析中。

因为是对手稿的校注，而且手稿的年代距今不远，加之手稿保存完好，内容几无残缺，因此本次整理主要是想重现廖氏最原始之学术思想。为便于今人阅读，对每一病案进行点评，当然仁者见仁，智者见智，这些点评亦是本人临证之心得，只因与廖氏之医论、用药出奇相似，因此便欲借此次整理之时机，希冀学术传承不断，于医家及有缘之人临证能有所帮助。

1. 本次校注采用现代标点方法加以标点。

2. 为保存手稿原貌，除异体字、古今字、俗写字之外，均不做修改；对手稿中存在的一些典故、错别字等，以标注的形式加以说明；本人的心得以"按"的形式展现。

3. 原书无目录，未标示页码，但正文部分有标题，今页码改为连续编码，并按连续编码及各章节标题新增目录。

4. 凡手稿中因手写至误的错别字，为保持原貌，以标注的形式修改。

5. 原书异体字、古今字、俗写字较多，为方便阅读，今予径改。

6. 原书中不规范的药名，为方便阅读，现径改，如"半下"改为"半夏"，"叩仁"改为"蔻仁"，"鹿茸"改为"鹿茸"，"泽泄"改为"泽泻"，"石羔"改为"石膏"，"支子"改为"栀子"等。

7. 生僻字词先注音，后略加注释。

8.手稿中的各篇本无序号，为了便于阅读，此次校注增加了"第一篇""第二篇"等序号，并且每篇都独立分页。

9.手稿中的缺字处，均用□符号表示。

目 录

第一篇 诚菴纂要经验录序

尝思济世之道，莫先于医。斯言诚有误矣。试观今之业医者，恍兮惚兮，读古书而不探其旨；杳兮冥兮，照古法而不究其宗。及其临证诊视，恰似婴儿匍井；立方用药，俨若瞎子弹琴临岩。因而病不合方，方不利病，误人多矣。济世何为？余也幼读古人医书，诸贤著述颇多，纷纷莫辨，泛泛难明。承师训诲，所谓诸书有益，必须择其要旨，究其本宗。若探其旨者，一言而终。不究其果者，流散无穷。故又得师耳提面命，将人之性命、生死情形、阴阳转变，机关授予参悟。从兹朝夕废寝，熟炼深思，心领神会，数载苦研，即知仲景六经，何方不备，何法不宜。

按：中医所蕴含之医道，不同于现代医学，读者不必深究，但自揣摩便可。因此，廖氏在此书中多次强调：医者，必有所本，其学必有源头。其本源何处？岐黄、仲景之书、之法也。然其所用，则更重于仲景六经之理。

盖六经者何？三阴三阳是也。三阴三阳者何？乃一阴一阳是也。始知医道一而已矣。故天得一以清，地得一以宁，人得一以圣，物得一以亨。而医不得一，不可以为医。医不识一，不可以为明医。

按： 欲解阴阳，需知"阴阳者，天地之道也"，"阴阳者，一分为二也"，"易有太极，是生两仪"。伤寒六经辨证，三阴三阳，乃阴阳之三分而已，具体到临床，又涉及表里虚实寒热，即今所言辨证之八纲。其根蒂处，仍是阴阳为纲，故说"其义一也"。牢固建立这种认识，对进入中医之门极为有益。

医道者，固是以通仙道也。奈予也，医道之理稍知，而儒门之学早弃，不能寻章摘句，焉敢著笔传书？幸有云亭夫子，有继往开来之志，怀仁抱义之心，不忍庸医害世，生民罔死，见予医学异俗，古法无殊，命予将古书所传之奥旨，得心应手之法究，细细述明，以觉后知。故予也不惜鄙陋，因将阴阳变动之理、病症效验之方、平生救人之案，草创数卷，聊呈夫子而修□之，以待高明者鉴。吾愿业斯道者，复有天资高广之儒、学力精纯之士，穷究六经本旨，辨别阴阳根宗，阐发前圣之真传，以振后人之伪作，使学者临证诊视，庶几病在何经，经传何病，病用何方，有凭有据，有经有权，不啻了如指掌，方不误人之性命矣。若斯者，成己成人，不为良相，即为良医，庆幸苍生有待，活人无虚，方不负先圣而流传此道也。方不负流传此道，而莫先于济世也耶，是以为序。

按："儒门之学早弃，不能寻章摘句，焉敢著笔传书？"廖太医居然有如此想法，更况吾辈！小中医之校注，时时忐忑，处处小心，前后十余次，仍觉不十分满意，怎奈才力如此，奈何奈何！

第二篇　坏药伤人论

　　夫治病最难，而用药则尤难。目今药店所卖之药，不依古炮制，只徒颜色好看。又真伪杂投，好歹不辨，即或精通阴阳之医，方能中病。而点名具数之药，不惟无益，反觉有损。譬如五谷，食以养人，或腐朽湿蚀，反则伤人。而药材亦有腐朽虫蚀，油坏伪造者，尤更甚焉。故医家病家，药材宜选择，炮制要依古法，二者所关甚大。余是以反复叮咛，再三提挈，果能主方用药，俱尽善尽美，则药到病除，医家病家，俱获益无穷矣。况医为性命攸关，易学难精，非得高人指示，医中三昧，何能了然！是宜有性命之学，能燮[1]理阴阳，功补造化，斯为上医。余望举世为良医，使天下苍生尽登春台[2]，何乐如之？彼用药时，必质坚性全者，方选入手。果能人人如是，处处皆然，庶使卖办药材之辈，坏药伪造无用，而选择自精矣。推其流

---

[1]　燮：音 xiè，调和。
[2]　春台：春日登眺览胜之处。此处喻指健康。典出《老子·道经·二十章》："众人熙熙，如享太牢，如登春台。"

弊，皆由病家吝财，总思价廉，不求功倍。则卖办者，概以假药坏药欺人。而病人所服之药，皆是有损无益，又安能起其沉疴哉？彼未得高人指示之医，用方用药，故每多误人。而不辨药好歹之真假，又不讲究炮制生熟，以人命为儿戏，是造罪无涯矣。医者岂能辞其责哉！吾愿病家莫辞银钱，务求真实好药，医家当细心代为拣选。卖药者当体天良，货真价实，不以假药坏药欺人，庶医持方以治病，病得药以痊愈，亦不无小补云。

按：论医之前先论药，可知廖氏对药的重视。也由此可见，医理再高，无药可施，亦成无根之水、无本之木。然药之假、药之坏，由来已久，害人匪浅！以次充好尚不害死，以假乱真，祸如凶手！中药的炮制，乃中药之灵魂所在，是长期的临床经验和药工的智慧结晶，不仅减毒，更可增效，不可不讲究。

谨将平日拣选炮制药料法则列后：

黄芪：此药油坏[1]虫蚀者最多。要拣选其味甘甜，其质绵软者佳，切去头尾油坏者，用好的切成片。每芪片一斤，用蜜四两，先将芪炒热，用蜜水拌匀，炒

---

[1]　油坏：民间的一种说法，大致相当于现代中药学中的"走油"，是指某些含油药材在储藏不当时油分向外溢出，或药材在受潮、变色、变质后表面呈现油样物质的变化。如用生黄芪，则不必用此法。

干听用。

白术：此药油坏者最多。要拣大者，其心白、其质坚者佳。用米泔水泡透，切片择去油坏者，用陈壁土炒熟听用。

此药乃健脾、除湿之要药，务依古法炮制，方能合法。近时有用红土拌匀，未炒而用，又有苍术切片充用，医者须要留心、着眼。

干姜：此药其性最热。其心白者佳。生能发散，炮则温中。用时择去油坏者，如用生，切片听用。炮，切薄片，炒至黄如棕色者，取去听用。

泡参：此药虫蛀者多，其质坚，其心白者佳。

甘草：此药其性最温，其味最甜，能解百毒，调和诸药也。

肉桂：此药惟蒙桂最佳，其性纯辣而苦，又不燥辣，能引火归源。其皮粗，形如烂柴者佳。但世之伪造者，多价值昂贵，难以辨认。不如用安桂，其性燥辣，其皮粗，其质润色者佳。能升能降，亦能引火归源，乃三阴三阳之要药也。刁安亦有质枯干燥者，不用。

按：安桂产于安阳。蒙桂不知物产何处，查诸多药书，未见其名。

附片：此药性最热，生能驱阴，熟则回阳。

出蜀地彰明县，六月采掘，顶大囵囵者，用盐泡熟，发各省听用，称为生附子。余者亦泡熟、切片，称为天雄。古法用盐制，不用盐泡，但附子掘出，经久必坏，故概用盐泡。余每岁专人采掘，即时切片，晒干听用。如用时以姜汁水泡透，蒸入八分熟，炒干，则能醒脾。又以盐水拌炒，则能入肾。刻下所用之雄片，只有附子之名，而无附子之力。如少阴真寒，非自制附片不能回阳、返本，余阅历多年，真有起死回生之功效也。

第三篇　看病切要

凡诊病施治，总以六经为主，分火弱水弱为宗，以望闻问切为本，再以阴阳症之十六字诀为要。知此四者，诚为医家认病之纲领，古今不易之良法，最捷最佳。

按： 廖氏总结医家识病纲领有四：理论宗六经，诊断需四诊，辨证分阴阳，虚证分火水。从阳证、阴证十六字中可以看出，所谓阳证即为阳实有余，所谓阴证则为阳虚有寒，而火弱水弱即为阴虚和阳虚，简而言之，就是"寒热虚实"四字。此四字对于中医而言似乎太易见易懂了，然而真正临证时，能谨守此四者寥！本人亦是临证多年，磕磕碰碰，冥思苦想，而恍然悟此四字之要！这也是本人见此手卷，心有戚戚焉耳！故此反复精读此手稿，非欲重版方能不愧对此缘。

张目不眠，声音响亮，口臭气粗，身轻恶热，此阳证之六[1]字。

---

[1] 六：当为"十六"，下同。

目瞑嗜卧，声低息短，少气懒言，身重恶寒，此阴证之六字。

凡治阴症[1]阳证者，不必多分，总以六经为主。而六经之法，诸贤著述颇多，择其要旨，若能钻研穷究，熟读深思，再将余所述之言，详而察之，则义自见，令人易知易晓。无奈近世之人，趋利忘义，日则红尘滚滚，夜则酒色迷迷，以致精神损败，而内伤之证，作故阴证多，而阳证少。阴证十中倒有八九，阳证百中难逢一二，亦因时势之使然也。然而治法，亦当因时制宜，方能合法。予阅历有年，经验极多，宜服热药者，不乏其人，而服凉药者几希矣。知医之士，莫谓余言为妄造，总以此言为至要，而病者幸甚，余亦幸甚矣。

按：六经辨证之于内科杂病，不外"寒热虚实"，明之则易，不明则繁。廖氏曰彼时阴证多而阳证少，我曾一度亦有如此之感，以致前些年临证时，附桂姜辛用之甚多，然则近几年，则形势有变，往往是寒热错杂，变生百病。究其因，不外生活习惯、社会风气使然。医者不可固执，但以辨证为要务。

---

[1] 症：当为"证"。

第四篇　阴阳证论

夫天地阴阳之道，贵乎和平，则气令调，而万物生，此造化生成之理也。人禀先天之气而生，父母未生以前是也，后天之气而成，父母既生以后是也。先天无形之阴阳者，即身中主宰之元神也；后天有形之阴阳者，即呼吸口鼻之气也。夫人身有精神血气四者，须臾不可离也。精神者，阴阳之根本也。气血者，阴阳之道路也。是以阴阳之二者，包罗万象，至大至广矣。然而孤阴不生，独阳不长，五行之气，各有胜衰。而阴阳不能和平，以致阴胜则阳病，阳胜则阴病，而百病由兹生矣。

按：此篇承前先论阴证和阳证，此可为临床辨证之纲领。中医辨证，首在阴阳，次为寒热与虚实，参之以精神气血，即为临证之基础。仲景六经辨证之法，亦不过此。

古云：凡诊病施治，必须先审明阴阳，乃为医道之纲领。又云：病证虽多，阴阳而已。故知其要者，一言而终，不知其要者，流散无穷。可知病有千般，难逃六经之外。病虽叵测，尽在阴证阳证之中。六经者何？三阴三阳是也。三阴三阳者何？一阴一阳是也。故医理虽繁，可一言以蔽之，曰阴阳而已。凡业医者，幸有奇缘，得闻六经分辨之法，明察阴阳之理，如暗室之有灯也。操斯术以往，病有千形万状，何难仔细推详也哉。为今之计，施药不如施方。施药以济病，而利人甚近，施方以救世，而利人甚远。试看仲景先师，乃为医家立方之祖，济世无穷，所以用药如用兵也。

按：六经辨证，源于伤寒，而广之于内科杂证，其方其法，均可活变而用，切不可以为伤寒方仅是伤寒病方。

如病三阳，太阳证，用桂枝汤、麻黄汤。少阴[1]证，用小柴胡汤。阳明证，用葛根汤、小承气汤之类治之。如病三阴，用理中汤、四逆汤、干姜附子汤之类治之。以理中汤加附子，名附子理中汤，加肉桂，名桂附理中汤。以四逆汤加人参，名四味回阳饮。如得阳明火证，用承气汤下之。得少阴寒证，用理中汤温之。观其六经之方药，多则五六味，少则三四味，总要见证真而用之当，服之直达病所，而厥疾悉除矣。

---

[1] 少阴：当为"少阳"。

世医不读仲景之书，不明六经之理者，如瞽[1]目观景，聋耳听音，如何得见得闻乎？及其临证之际，则茫然莫辨。下指之时，则掩耳盗铃，误己误人，为害非浅。存心若此，尚可云仁术哉也？及其用方也，则杂乱无主，多则二三十味，少则十余味，今日用攻，恐攻之为害，而以兼补。又恐补之为害，而又兼攻。如病一偶愈，不知攻之为功也。如病至危，亦不知补之害、攻之为害也。故病者，不死于病，而死于庸医之手。识者不罪，择术之不仁，而特罪于医业之未精耳。余非独得异人传授之奇，是于古方古法之中，经验之妙。

按：仲景伤寒，看似极繁，其实简言之，则有规可循，廖氏数语，即概六经治要，余则变通而已。

而阴证阳证，均需落实于虚实寒热四字，具体于临床，则又有真假之虚实寒热，不可以简而概之，须得抽丝剥茧，才能切中病证。

夫辨阴阳、明六经，医固有凭有据，用方用药，则的确无疑。然而此法，特为知者道，难与世医言也。有心者，不以予为怪异，总以余为真实。尔若不信，请尝试之。阳证者，其人舌燥胎黄，口臭气粗，其脉洪大有力，渴欲饮冷，身轻恶热，烦燥不安，胸腹痞满，大便燥结不通，胀痛异常，壮热如火，叫苦不休，

---

[1] 瞽：音 gǔ，盲人。

皆阳证之病形也。阳明证，鼻流清涕者，即寒在阳明，古法用葛根汤主之，每多不效，何也？今人气虚者多，气为阳也，气虚即阳虚也，宜用温散，不宜发散。余用附片し[1]两、生干姜し两，服之即效。又有久病气弱，鼻筑[2]不通者，用四味回阳饮，加黄芪二两五钱，久服而愈。

按：此一段文字看似前后不着边际，实乃通过如此变证，强调知常达变，不可拘泥于某病某方，临床辨证，明确虚实寒热才是用药遣方的关键。

凡口臭者，除阳明实火之外，均宜服热药。世医一见口臭，即言是火，此说无凭。盖火者阳也，阳本无声无臭。臭者，浊气也，阴气也。阴浊有形有臭，故口臭治法，宜热不宜凉。

按：此处所举之两症，皆有虚实之分，然阳证易辨，阴证难分，故临证需多体验。口臭之源，确为浊气熏蒸，然浊气之源，即有胃中实火所致之积食一类浊气上蒸，亦有虚寒之积气上蒸，即明虚实，辨证便

---

[1]　し：在此手稿中，"し两"究竟是几两，无法判断。根据古时手写体的"两"写作"**刃**"，五两写作"**夕**"，可能"し两"就是将"五两"拆开来写。廖氏在此书中，附子、干姜用这个剂量之处，均为阳虚重证。而且此手稿中，所用剂量，除此处的"し两"，最大的两数为四，因此，此处为"五两"可能性比较大。

[2]　筑：音 zhù，填塞。

可以细落实处，当热便热，当寒即寒。下文苔黄之辨，亦是如此。

凡治舌胎黄，亦有虚火实火之分。世医见舌黄，即言寒火，不分虚实，概用芒硝、大黄下之，误人不浅。殊不知，实火宜芒硝、大黄下之，虚火则用附子、干姜温之。实火舌胎黄者，如火炕[1]物太过，则有黄色。虚火舌胎黄者，如湿物浸，亦生黄衣。若人平日强壮，大便不通，渴欲饮冷，舌胎黄者，此是实火，当下，宜用凉药。若人平日精神短少，四肢无力，饮食无味，反饱作胀，舌胎黄者，乃是虚火，当燥，宜用热药。凡病人平日喜热恶冷，宜服热药；喜热恶燥，宜服凉药；或口干不渴，渴欲热饮，口干欲润，不喜吞热者，亦宜服热药。盖阴极似阳，亦喜饮冷水者，而用药最宜回阳，或误用凉药服之，即死。医者须当斟酌，不可忽略。

按： 当用不当用，惟证是问。凡事皆分阴阳，任何一症，皆有阴阳之分，中医辨证用药，而不是辨症，亦不是辨病用药，因此，凡临床，必须四诊合参，方能用药得当。

世医云，春忌麻黄，夏忌桂，亦不尽然。夫麻黄

---

[1] 炕：音 kàng，烤。

治太阳证，肉桂治阴寒证，四季皆宜用。盖夏天诸阳在外，诸阴在内，少阴寒证及缩阴证，多生于夏天，宜附子理中汤，加黄芪、胡椒、安桂，宜急服之，外用生姜、火葱捣烂炒热，布包熨肚脐，熨至腹不痛乃止。请观夏天古井，水清凉，冬天古井，水则温暖。夏天土亦冷，冬天土暖。故阴证亦不尽出于夏，四时皆有三阴三阳证，凡医者，不可执而不用也。

按：用药只需对证，何季忌何药，何时忌何药，均属无稽之谈。廖氏此说"四时皆有三阴三阳证，凡医者，不可执而不用也"，委实真言耳。另外，对于虚寒性疾病，中药外敷疗法，如热熨、灸疗，有时可以事半功倍，配合使用，可起奇效。

阴证者，其人眼堂青，眼皮重，眼目雾，耳常鸣，鼻常筑，齿常痛，舌干不渴，醒时觉尤甚，头重难抬，身重难行，心跳心累，欲寐不寐，面色青黑，无有血色，反饱作胀，饮食难消，及生诸虫，吐血咳嗽，气骤人昏，起则欲倒，半身不遂，麻木不仁，或暴脱不知人事，舌卷耳聋，声音常失，心气阴痛，或起包起块，夏月亦常畏寒，足膝时刻怕冷，或手足潮热，遗精滑精，痔疮痔漏，便血脱肛，妇女崩带。以上诸病，皆阴证病形也。

按：阴证和阳证是一系列病证的集合，单纯地判断阴证和阳证对临床来讲意义不大，只是起到分类的作用。因此，具体到应用，最简单的也必须要细化到寒、热、虚、实，才能指导遣方用药。

世医见有半身不遂，麻木不仁，或卒倒不知人事，不能言说者，概云是中风、中痰、中湿、中火等，证总以去风[1]、化痰、除湿、清火等药治之，多成废人坏证，误人岂浅鲜哉。殊不知，此是阳虚气弱也。凡人之知识[2]运动，皆阳气也，阳不至手，手不能动，阳不至足，足不能行。春夏天阳旺之时，则手足温和，不畏寒冷，秋冬天阴盛之时，则手足僵硬，即怕寒冷。观此则人所易知也。宜用：

黄芪二两五钱，蜜炙，焦术一两，炮姜一两，炙草三钱，甘杞一两，附片一两，姜枣引，加肉桂更妙，宜久服自愈。

按： 此属中风及其后遗症，因邪阻经脉，气血运行受阻，而见肢体不温，不独为阳气不足，邪郁皆可为之，不可一概用温通之法。通脉之法则诸证皆可用之，如桂枝、地龙、黄芪等皆可酌情用之。此为治标，不属治本，是否"治愈"则看病情轻重了。

一少阴证，耳聋、舌黑、舌卷，世医或认为少阳

---

[1] 去风：即"祛风"。

[2] 知识：知为"智"，识为"意识"。下同。

证，用小柴胡汤治之，或认为阳明证，用承气汤下之，误人太甚。殊不知此是少阴真寒证。凡三阳证，惟阳明证更甚，三阴惟少阴更甚。惟此二证，认之不清，生死只在反掌之间耳。宜用：

黄芪二两五钱，蜜炙，焦术∟两，炮姜∟两，炙草三钱，甘杞一两，北辛六分，安桂六钱，麻黄二钱，姜枣引，随时当作茶吃，以急服为佳。服一剂，去麻黄、北辛。如兼虚阳上浮，用镇阴煎，加甘杞∟两，肉桂六钱，服一二剂，仍用前方，久服而愈。余治此证，活人无算。此证若不识认[1]，本难瘵治。故古云"舌黑耳聋囊缩卷，古者不治命由天"者此也。

按： 文中所述之证，误辨为少阳证，可能是执于耳聋，而误诊为阳明证，则可能因患者有高热。一时决断不下，就以经验用药，才可能出现如此误判。所以临证，四诊不可或缺，潜心细辨才是关键，切不可匆忙下药，贻误病程，贻害患者。廖氏所用之方，麻黄汤解表，细辛助阳，芪、术、姜健脾益气以补中焦之气助发表之力，枸杞子养阴以防大汗之伤。

凡痔疮、痔漏之证，亦属脾虚气弱。盖土衰不能制水，则水冷金寒，而成漏证。宜用四味回阳饮、附子理中汤，加黄芪之类治之，久服自愈。盖痔者，如

---

[1] 识认：似为粤语习惯，或许廖太医为南方人？

深山阴湿之处，水滴凝结成石山之象也。

按：今谓"痔疮、痔漏"为病，非为证。因此，其证因人而异，非独为脾虚气弱，湿热、瘀血、气滞者亦不在少数，仍需细辨，不可一概论之。而痔疮下垂不返者，则多有气虚下陷之象。

治心脾二经气弱得遗精滑精方：

蜜芪二两，焦术ㄴ两，炮姜五钱，芡实ㄴ两，附片一两，肉桂三钱，姜枣引。

如小便滞痛，加泽泻、牛膝，吃一剂，即去，仍用原方，久服自愈。

治脚底发红肿痛疼方：

蜜芪ㄴ两，泡参五钱，焦术五钱，当归三钱，炙草三钱。

按：遗精滑精之病，益气补肾固涩为常用之法，而此方妙在用附桂，肾非温不能固精。

读古医书，常遇此类方证，四诊不全，难辨真伪。以方测证，当属脾失运化，气虚不荣、气虚不运所致。所用之法，类似甘温除大热。

治脑顶背心耳心齿疼方：

蜜芪ㄴ两，泡参五钱，炮姜五钱，焦术五钱，炙草三钱，姜枣引，牛膝为□^[1]。外用肉桂三钱为末，和糖分九次，合水药久服自愈。

按：以方测证，似属脾虚之火。肉桂是引火归原之必选。

治中气弱人得太阳证，宜用理中汤，加麻黄、细辛，服一剂，即去麻黄、细辛，宜用原方，久服。

按：此即麻黄附子细辛汤证之法，强调虚实辨证在六经证中有应用。

此处数方，与此段题目文字论述相关不强，可能是成文后，属于常用验方一类，觉得有用，便于此处录出。

---

[1]　原书此处少一字，据全文，或为"使"字。

第五篇　阴证似阳、阳证似阴论

从来阴病似阳、阳病似阴之证，最宜慎思明辨，不然则生死反掌之间耳。杀人救人只在此际，尤不可不辨。若以指下定人安危，临症决人生死，操祸福生死之权，司性命之柄，用药如用兵也。医者可不慎乎？否则，医道未得精详，药味无分真伪，临症则芒[1]然莫辨，下指则掩耳盗铃，庸医杀人，莫此为甚。然此证，性命攸关，生死只在旦夕，若分之不清，是造业无涯矣。

阴证似阳者，其人面赤烦燥，舌胎干黑，芒刺满口，细语呢喃，错乱颠倒，多眠少睡[2]，时时醒觉，或口干不渴，或常渴不喜吞咽，或欲饮冷，开水嫌冷者，或饮冷水不休者，或起倒如狂，禁之则止，或有大便不通，或三五日，七八日，甚至十余日，亦不胀不痛，无关紧要，此即阴证似阳之证。倘误认为阳证，下之，

---

[1] 芒：通"茫"。

[2] 多眠少睡：眠，即"瞑"，《说文解字》云"瞑，翕目也"，即闭目之意。睡，《说文解字》云"睡，坐寐也"。因此，多眠少睡为多闭目而不能睡着之意。

即难疗治。所谓"承气入胃，阴盛乃亡"，即此义也。然阳明、少阴，皆有耳聋舌黑，何以辨之？少阴舌黑、耳聋、芒刺满口，其人口鼻气微，不热，身重无力，细语呢喃，声低息短，少气懒言，口干不渴，起立艰难。但舌有黑，可治不可治之证，亦宜分辨。其耳聋、舌黑，芒刺满口，多有可治者。惟舌纯黑，如猪腰子[1]，炕炎色，又如包子禁皮，手摸光滑无刺者，此证百中难救一二。惟宜肉桂、附子、干姜回阳之剂，投之无不辄效。

按：阴证似阳者，即今之所谓真寒假热证、阴盛格阳证、戴阳证，多由阴盛格阳于外，虚阳上浮、外泄，而致有面赤烦躁之症，重则语言错乱。阴盛则多眠，阳浮则少睡。虚阳内扰，故欲饮冷，而予开水不觉热，因重寒在内，设若多饮冷，则愈饮愈寒，伤阳于无形之间。阴寒于内，阳失健运，致使便秘不通而不觉，若予下法，重伤其阳，则杀人于顷刻之间。然则假热、真热之症，如何辨证？即有其理，当有其象可辨，细看舌脉，可得蛛丝马迹：舌质可淡可红，舌淡则易辨，舌红者必呈嫩红之色，苔则多黑者，此处必以舌质为辨。脉可躁急，但重按必无力以应，以此可辨。如若全舌黑如猪肾之色，苔厚如灰，则阳绝于内，诸药回阳无力。惟可救者，则重用附、桂、姜三

---

[1] 猪腰子：即猪肾脏。

味，回阳救逆，或可救其一二。

此处所论及之阴证似阳，当从阴阳学说来解释其根蒂。健康状态下，人身阴阳互抱，须臾不分，一有失衡，除了阴阳胜复之外，还有阴阳相离之象。而这阴阳相离之象，便是阴证似阳的机制所在。阴极之时，阴阳相离的状态更为严重，除了阴寒之重症，还有阳离之象（当然阴亦离而有寒，但此寒与阴盛之寒相较，可以忽略不计）。"水火者，阴阳之征兆也"，阳离则上浮而为火热之证，所以就有了"似阳"的相关表现。这就是阴盛格阳、真寒似热之机制，明了此机制，则临床辨证就显得有根据，用药亦不会有迟疑之处。戴阳证之命门之衰、虚阳上浮亦属此理。

如阳证似阴证者，其人口臭气粗，身强有力，唇焦舌黑，渴欲饮冷，或一身冰冷，不欲近衣，或昏睡无知，起立即易，此即阳证似阴，方宜急下。倘认为阴证，温之，所谓"桂枝下咽，阳盛则毙"，即此义也。如阳明火证，耳聋舌黑，芒刺满口，大便不通，壮热如火，胀痛异常，叫苦不休。故经云：火土熬干壬癸。宜用大黄急下之，以救肾水。夫附子、承气，备为明医以救人，何期又为庸医以杀人也。尤可哂[1]者，世医一见耳聋、舌黑，即呼为寒火证，十个医

[1] 哂：音 shěn，讥笑。

生，定有九个要用下药。独不闻"阳明火证，下之即愈，少阴寒证，下之即死"。世医误人岂浅鲜也哉？苟或偶愈一二，自为得意，以下药治之为灵丹，以回阳之剂为鸩毒，又岂不知治阳证之灵丹，即为治阴之鸩毒乎？

按："阳证似阴证者"即今之谓真热假寒证、阳盛格阴证，其理乃因阳热盛于内，格阴于外而出现内热重而似有外寒之症，口大渴而饮冷，必脉实有力，舌质红，苔少或苔黄燥。"一身冰冷，不欲近衣者"，此明辨真热假寒证之关键。造成误诊误治，主要可能是因为肤冷这个症状。不欲近衣，就是触诊有肤冷的感觉，但是患者不觉得冷。因为本为阳热郁于内，因此有"桂枝下咽，阳盛则毙"之说。急下、回阳之法，均为中医急救之法，用之得当，效如桴鼓，用之不当，则毙命当下。察色按脉，四诊合参，当慎之又慎。

如上文所述，"阳证似阴者"发生的机制，亦需从阴阳学说中进行阐述能简化，容易掌握。阳证者阳邪亢盛，阴阳失去平衡，阴阳自然亦有相离之象，其中阳离而上所致之火，较之阳亢之火，不及一提，故可以忽略，此处出现的阴离而寒之症才是临床难以分辨之处。但凡出现大寒大热之证，更需了解由于阴阳相离可能出现的相关症状，一旦见之，便可使真象（症状）难以逃遁。所谓寒热真假，其分辨之法，还是在四诊合参，把握阴阳之规，至此，方可曰难者不难，自有规矩。

自古至今，惟此真假难分，贻误非浅，可胜浩叹！若以余辨阴证、阳证之法，参之有凭有据，用药的确无移，岂是胡乱瞎闯，以人命为儿戏！从可知六经之法明，而病情莫能遁，阴阳之证悉，而攻补无逆施。余固不忍病者之辗转于床，尤不忍医者之束手无策，吾愿业医者，天资高而学力到，其乎智仁勇之德，有活泼圆通之才，熟读深思岐黄《内经》之书、仲景《伤寒》之秘，朝夕揣摩，穷究六经，体会阴阳，以端医学之本，必须访求至人，明性命之根、生死之蒂，得升降之用，明阴阳之理者，以为师承。运通任督二脉，煅炼自身三宝。正所谓"神气归根处，身心复命时，这般真趣味，料得少人知"，此之谓也。那时尽得黄帝、岐伯、仲景先师以及诸名家千古不传之秘，由兹而读，书破万卷，由兹而悟，下笔有神。书中有一阴一阳之道，与夫诸病阴阳之证，不啻了如指掌，更于因证变经，随经施治，确中病情，而医道精矣，方亦妙矣。回忆当年，如梦未醒，自恃聪明，稍看方书，自以为应用无穷，及至临证之际，茫然莫辨，轻者致重，重者致死，清夜自思，能无抱愧于衾影乎？草菅人命，亦当汗流甲[1]背，然乎否乎？请自忖度。一则药之真伪不分，好多[2]不辨，虽尽美而未尽善也。夫

---

[1] 甲：当为"浃"。

[2] 多：当为"坏"之误。

药料不佳，以失本来面目，气味差驰，何能直达病所而速凑奇功乎？余故曰：药味不经拣选，炮制不假亲手，煎药不命老诚，糊涂了事，则药到而病不除，医亦何能辞其责。故选药、制药、煎药，诚为医家之关系，可不慎哉？

按： 人体之阴阳，互根互用，时而对立制约，时而相互转化，既有重症之戴阴证、戴阳证，亦有轻症之寒热真假，切莫以为中医者，但近慢病，不及急症，无此窘境。岂不知，真假有急症，亦隐藏于慢病之中。阴阳失衡，有轻有重，寒热真假，亦有轻重。不仅有此，尚有寒热错杂之证，更需静心明辨，上热下寒，里热外寒，脏寒腑热，等等，纷杂于各种病症和病情变化过程中。业医者，需当谨慎，临证当如临深渊，如履薄冰，性命所系，一刻不容粗心。经验是长期临证的收获，有时亦为临证之大敌。即使是感冒小证，亦需四诊细辨。

第六篇　经验阴证似阳案证

余治一肖姓者，患者气痛甚急，汗出不止，烦燥不安，气胀异常，延余诊视，脉沉细无力，此是气虚胀满，阴病似阳病之证也。方用：

蜜芪二两五钱，自制附子∟两，焦术∟两，炮姜∟两，炙草三钱，花椒五十粒，炒去汗，姜枣引。

另用安桂、胡椒各三钱，为末，糖和分九次，合水药服。

服二剂，稍减。另延医治，认作瘅[1]腹胀，用大黄下之，病势愈增，呕吐不止，下身肉色青至心胸，肌肉俱硬，叫苦更甚，以为不治之证。复请余治，仍用前方，加白蔻、丁香各二钱，同肉桂、胡椒，和水药服，内加生附子二钱，随时当作茶吃，服二剂病势已松，去生附子，仍用前方，久服自愈。

盖此证，他医以为不治，余为可治，何也？阴证似阳，阳气还在，此是阳虚，并非阳绝。有阳才能叫苦，有阳才有知识，故知不死，即舌卷、耳聋，尚在

---

[1] 瘅：音 dān，热证。

可治之例。惟更目不识人，方为不治之证。盖阳症似阴[1]，如人在外一般，呼之即去，招之即回，有何难哉？

按：从误治的结果可以看出，患者起病时，尚属较轻之真寒假热之证，所以药用附子、肉桂、花椒、胡椒、炮姜助阳温中散寒，黄芪、白术益气。待至误治，下后阳气愈损，则改用生附子回阳救逆，获效后即改为制附子温中，以图缓求。此证确诊，求之在脉，脉沉细无力，即为阳气内虚之象。不得此脉，多致误诊，案中误治，大约因此而致。由此可见，临证之时，切不可据经验以一症一象而鲁莽行事。

治一徐姓者，患耳聋舌卷，舌胎干渴，黄黑起刺，不欲饮水，烦燥不安，昼夜不宁，欲寐不寐，诸医以为死证。请余诊视，此是少阴真寒于内，虚阳于外，余此证阅历最多。方用：

黄芪二两五钱,蜜炙，白术土炒一两，自制附子l两，蜜泡参五钱，炮姜l两，熟地l两，甘杞l两，安桂六钱，泽泻三钱，炙草三钱，鲜牛膝三钱，姜枣引。

服至二剂，则耳不聋，舌不卷，胎不黄，口不干，去熟地、泽泻、牛膝，久服而愈。

按：从述中可知时医常以耳聋、舌卷、苔黑之症

---

[1]　阳症似阴：据本篇标题及前后文之意，当为"阴症似阳"。

一概为热盛所致，而多不顾舌质及脉象，作者本身的记录亦是如此（当然可能是有脉诊而未记录）。但即使无舌脉，如果细究其症，亦可辨其真寒，"不欲饮水"就是寒盛于内的表现。至于烦躁之症，则为虚阳外浮的表现，烦躁确实为热，但有虚实之分，不可不知。案中治法，仍以附、桂回阳，芪、术、参、姜、枣以温健中焦，熟地黄、甘杞养阴，以助寒凝而致阴液不润之渴，牛膝引药下行，泽泻利水以去附、桂之火。待阳复、虚热已退，则熟地黄、泽泻、牛膝之属不用。再图中焦之气，助后天之本，缓建中阳，久则阳复而愈。

治一孔姓者，患两胁疼痛，脸色微红，大热大渴，渴不欲饮，昼夜呻吟，欲寐不寐，烦燥不安，大汗不止，医作阳证治之，不效，请余诊视，此是阴证似阳，非阳证也，方用：

大熟地ㄥ两，泡参五钱，蜜炙，焦术五钱，安桂四钱，秦归四钱，炮姜ㄥ两，炒芍三钱，寸冬四钱，法夏四钱，自制附片ㄥ两，北味二钱，炙草三钱，姜枣引。

服至三剂，病减一半，即去熟地、秦归、白芍、寸冬、五味，再加黄芪，久服而愈。

按： 此案亦无舌脉可循，只能从诸症中琢磨其理。同前一案相同，患者自觉大热大渴，但"渴不欲饮"，即知非热证，而属寒郁之证，故前医以热证治而不效。从用药上看，有芍药、寸冬、熟地黄、当归、北味等，可知此阴凝而津不布，可有剥苔一类表现，如只与温热之品，恐伤阴而不能复。待三剂寒去一半，苔必已复，故去养阴之品，加黄芪以温补图中焦之气。此方极尽阴阳氤氲之用，中病即去，可见辨证用药之精确。

治一欧姓者，患耳聋舌卷，大热大渴，渴不欲饮，两胁疼痛，烦燥不安，细语呢喃，错乱颠倒，欲寐不寐，呻吟不已，延余诊视，方用：

黄芪二两五钱, 蜜炙，焦术一两，炮姜L两，自制附子L两，炙草三钱，甘杞六钱，安桂四钱，秦归四钱，寸冬四钱，法夏四钱，泡参五钱, 蜜炙，生地五钱，炒白芍三钱，北味二钱，生知母二钱，姜枣引。

服二剂病减，即去地、归、芍、冬、味、母，久服而愈。

按：此一病案，从所列症状上看，基本上与上几案相似，大法亦相近，其理不用复述。此处但说半夏之用，本案与前案皆用半夏，半夏之成，生于夏至日前后，夏已过半，故名半夏。最早用半夏治疗失眠的，当是《黄帝内经》（简称《内经》）中的半夏秫米汤，此药辛苦降，有和阴阳之功。阴阳格拒之际，在温阳益阴之时，半夏助之，以和阴阳，则阳易温通，阴易散布，浮阳得潜，凝阴得散，实属中医"和"剂之妙。

治一廖姓者，患一身如绳捆之状，大汗不止，耳聋舌卷，舌胎干黑，烦燥不安，欲寐不寐，渴不欲饮，细语呢喃，饮食不进，尽夜不宁，方用：

黄芪二两，蜜炙，泡参蜜炙，五钱，焦术∟两，炮姜∟两，附片∟两，安桂∟两，鲜杞六钱，生地、寸冬各四钱，炒芍二钱，生知母二钱，姜枣引。另用益智净仁二钱，盐炒，蔻仁三钱，丁香二钱，为末，和糖分十二次，合水药服二剂，即去归、地、寸冬、芍、母，仍用前药，久服而愈。

按：此案之理，同前相类，方用蔻仁、丁香，当有厚苔而剥。

治一罗姓者，因军务逼迫，贼势猖狂，昼夜饥饱不时，夜则坐卧湿地，患大便不通，不胀不痛，常流鼻血，舌胎干黑，多眠少睡，细语呢喃，错乱颠倒，饮食不进，诸医认为火证。治之不效，请余诊视，知是阴证似阳，方用：

蜜芪二两五钱，自制附子∟两，焦术∟两，炮姜∟两，炙草三钱，安桂三钱，姜枣引。

每服药时，先嚼老蔻仁一粒，每日服一剂，每付八次，服至八日，大便方通，先坚后溏，小便如血，仍服此方，久服而愈。

按：老蔻仁嚼用，利于化湿之功，再看其成病之因，乃因寒湿困郁所致，故在前法基础上，用此等化湿之法，以利阳复阴回，阴阳和调。服至八日，阳气暂复，肠道得通，因大便久不得通，且脾气尚未全复，故先坚后溏。小便如血，可能是虚热得以下行而出。病非一日，治需日久。

余初治此证，诸医云此是火证，还用热药，定要医死。殊不知，此是阴证似阳，宜用回阳，世之喜凉恶燥，大都如此。

以上案证，皆阴极似阳之证，故宜回阳之剂，服之无不辄效，若认为阳明火证，下之则死，亦或见且聋、胁痛，认为少阳证，用柴胡汤，亦无益也，医者不可忽焉，不察也。

按：以上医者数语，可以看出，遇此等寒热真假之症，切勿泥于六经之名，但以阴阳寒热虚实辨之，思路简单清晰，即可起沉疴于顷刻。

第七篇　阳证似阴案证

　　余治一罗姓者，年逾三十，素吸洋烟，形体肌瘦，得阳极似阴之证，大热大烧，医用丽参补气药治之，人事昏沉，卧床不起。医辞不治，延余诊视，六脉洪大有力，渴欲饮冷，口臭气粗，举动身轻。此外是阳证似阴、热甚神昏之证，宜小承气汤下之，一剂痛减。又四物汤加力参[1]四钱，天花粉四钱，服二剂，其病若失。又四君子汤，以固中州之气，免生他证。

　　按：时医误诊，可能仅凭消瘦一症，便以为极虚宜先补，以参大补元气，理论似有据，可惜未对证。由是可知，四诊合参，虽为常识，却不为医者重视，而代之以各种所谓的经验。从医者所述诸症，无一不是阳热之盛，热盛伤阴，神伤而昏，不难判别。治以小承气泄其热，诸症减，后则以益气养阴调补，其病若失。大病必伤中气，后以四君子固中州，是为善后。

　　又治一张姓者，年逾二十，强健过人，忽得阳极

---

[1] 力参：可能就是大力参，人参用沸水浸煮，晒干，类生晒参而效力次之。

似阴证，人如酒醉一般，卧床不起，或时大叫一声，人事昏沉不醒，大便不通。医作中风、中痰、中寒、中温[1]之类治之。不效，延余诊视，脉洪大有力，口苦咽干，舌燥胎黄，口臭气粗，方用小承气汤下之，人事即醒，大便亦通。又用生泡参二两五[2]，生地乚两，花粉四钱，服二剂，其病若失。

按：脉洪可实可虚，有力者为实。以诸症观之，似为热结于中，热伤心神则昏，热闭不通而秘，小承气泄之，热去便通人醒，再以益气养阴善后，步步到位。

治一林姓者，年逾二十，患腹痛难当，泄利清水，烦燥不安，口臭气粗，人事昏沉，其腹用力按之，愈觉痛甚。陶节菴[3]曰：热结痢症医莫测。即此是也。宜下之，即用大承气汤，服一剂，其病若失。

按：此证亦属典型热结证，阳明腑实，可能被误诊的原因，就是泄利清水，人事昏沉，舌脉齐备，确诊不难。

此是阳极似阴之证，宜用清利之剂。治愈者甚众，不过略述几案，以为证验耳。

---

[1]　温：当为"湿"之误写。
[2]　二两五：此后当缺一"钱"字。
[3]　陶节菴：明代著名医家，著有《伤寒六书》。

第八篇　吐血咳嗽论

凡治弱症，咳嗽吐血者，不必多分，总以火弱水弱为病源。世医凡见此症，总是认火，或言虚，用四物汤、生血止血等药，或言肾水亏，用六味地黄汤，滋阴之药治之，虽血止而咳嗽生，再用清肺润肺之药，服之十有九死，误人不浅。不知虚火宜热，实火宜凉。实火者，如柴炭之火，乃阳火也，以水淋之，其火自息，故宜凉药，服之即愈。虚火者，如石灰之火也，乃阴火也，火烧无焰，见水则焚，若服滋阴降火之剂，其势更甚，故宜用热药服之即愈。

按： 本章所述之吐血、咳嗽，皆为本篇所言之"弱症"，包括"火弱"（即阳虚失温型）和"水弱"（即阴虚失润型）。因证情复杂，其中阳虚证所致虚阳上浮易被误诊为火旺，当用引火归原之法，若用泻火之法，则令阳愈虚而火愈炽，变为坏证。若误诊为阴虚火旺，而用养血、滋阴之法，虽可得片刻症缓，而于虚阳无益，待增湿耳。"水弱"之证虽未论及，但亦不外是水亏阳亢之虚阳上浮，易被误诊为火旺，虚阳易亢而上浮，阴虚易成水而下沉为痰为湿，这类病证则更难识，廖氏此手稿中，亦极少论及此证。

凡人气血周流者，总由自身真气，从任督二脉，自然升降，则水火自然既济，气血自然调和，而百病不生矣。若脾肾气弱，则阴盛阳衰，而火不生土，土不能制水，则水邪泛滥，而肾中之阳，不从督升，反由任逆，则上冲于肺，故生咳嗽。

按： 此段文字，详细解释阳虚证所致咳嗽的主要病机，在于中焦脾气虚、肾阳虚衰，阳虚生湿，脾虚则湿不能化，肾阳亏虚亦不能温化，而其虚阳反易上浮，此乃阴阳互制、互根、升降之道，终使虚阳上逆于肺，肺失宣降而咳。任督二脉，名曰小周天，循身一周，阴阳升降之途。

凡咳嗽、生痰者，由气逆行至中腕[1]，为阴气所滞，故凝结为痰，而有形质，譬如熬糖，热气冲起，本散漫无形，用物盖之，则凝结而成质，正此义也。凡得弱症之人，只知咳累，不现他证。闲时痰少，唯清晨痰多，其初咳时，而痰不出，必要多咳几声，而痰方出者，由真气不升之故。

按： 这一类慢性咳嗽的患者临床较多，主要特点就是晨起咳嗽，有痰，难咳出，必重用气力方能咳出，

---

[1]　中腕：当为"中脘"。

然后咳止。此节分析，虽寥寥数语，却中病理。总由晨起之际，真气欲升，却因虚而难升，又痰阻中焦，欲借真阳上升之际排出，故只能额外用力才能完成此动作。

脾胃气弱，而气不从阳道升则从阴道逆，则气息喘急，至夜间睡熟时，静极而阴愈炽，阴气滞于食管，凝而为痰，故至阳生之时，阴阳不交，则口干舌燥，全无津液，必要干咳数声。而有痰者，盖动则生阳，令阳气薰蒸，其痰自出。如阳气旺者，无此弱证，此理则易明也。

按：此段继前段之文，进一步解释晨起痰咳之理。总由中焦虚弱，失其转枢之力，至夜间阴气大盛之时，其气不能化，凝而成痰，而晨起时，阳气不得，肺气受阻而咳，因有虚火煎熬，痰凝难出，出则阴阳周转，气顺咳止。

以上三条，皆脾肾气弱，宜回阳之剂，四味回阳饮、附子理中汤、镇阴煎之类。治之活人无算，若用寒凉之剂、滋阴之品，服之无不脚肿、腹泄而死也。

按：因此，此类痰咳，治法重在温壮下元，辅以温补中焦，再兼化痰湿，至于是否用止咳之药，已非必要之选。

凡咳嗽之证，总由胃阳[1]肾阳两虚，余用附子理中汤，加甘杞六钱，蜜芪L两五钱。如虚阳上浮，另用安桂三钱，益智净仁三钱，盐水炒，为末，和糖分十二次，合水药服。

余初治咳嗽症，未得其法，亦从世医治之，虽则见效，总不全愈。曾于冬时，救治咳嗽者六七人，尽是脸青面黑，观其前医所治，皆用滋肾水、清肺金之药，多反饱作胀，精神全无，遗精盗汗，胸中不安。因将天时证之，冬时寒凉宜火暖之，阴雨之时则冷冻。人之面黑，亦是冷，即用泡参、黄芪、白术、炙草、干姜、附片、砂仁、半夏、蔻仁等药服之，人人皆愈。余以后治病，总分水弱火弱、气虚血虚治之，余无别法。

按：理既已明，治法则简，温阳而引火归原，补中焦以正转枢之力，化痰以治其标，尽于此。

治脾虚吐血应验方：

蜜芪L两，泡参二两五钱，蜜炙，焦术五钱，炮姜五钱，云苓二钱，炙草姜枣引，另用老蔻仁四钱为末，和糖分作八次，合水药服。

按：前说晨起痰咳证治，慢性吐血属此者，治法相同，即所谓异病同治，同者，证相同也。此方治中

---

[1] 胃阳：当为"脾阳"，但作胃阳，亦无不可。

焦脾胃阳虚之吐血，兼有痰浊中阻者。

又方：

蜜泡参∟两，焦术五钱，炮姜五钱，蜜芪二两五钱，附片五钱，自制，炙草三钱，姜枣引。另用老蔻仁四钱，细研和糖分作八次，合水药服。

按： 此方加用附片，虚寒之证必重于前方。

三方：

生泡参二两五钱，焦术二钱，安桂三钱，茱萸∟钱，云苓三钱，头砂三钱，炙草三钱，姜枣引。

余用此三方，脾肾二经，吐血之证，治愈者甚众，其效如神。

按： 此方用安桂、茱萸，必伴呕吐清水之症，胃寒尤重。

第九篇　虚阳外越论

夫阴病者，总宜回阳，阳病者，总宜滋阴，此古人不易之法。然何虚阳症，又用生地、当归滋阴之药？其中令人难解。殊不知此古方古法，岂余一人所创哉？盖前贤仲景金匮肾气丸，节菴复元汤[1]、温经益元汤[2]，景岳镇阴煎[3]之类，斟酌损益，切中病情，有是病必有是药，无不应手而愈。尽前人专以数方，治虚阳外越之证，夫阳不外越，焉有阴证似阳之病？明是阳虚，古人如何呼为阴证似阳？大约恐人误认阳虚为阳实，故令人审慎于疑似之间，不可大意，庶不致认假作真耳。而世医每遇此症，或认为虚火，而用药总是滋阴，或认作实火而大下之。独不思虚阳外越，

---

[1]　节菴复元汤：有一方出自《鲁府禁方》卷一：熟附子、黄连、甘草、人参、五味子、麦冬、知母、芍药、童便。上加生姜、大枣，水煎服。临服入葱白两茎，捣汁调之，温服。

[2]　温经益元汤：出自陶节菴《伤寒六书》：熟地黄、人参、白术、黄芪、芍药、甘草、当归、生地黄、茯苓、陈皮、肉桂、大附子。

[3]　镇阴煎：出自《景岳全书》：熟地黄、牛膝、炙甘草、泽泻、肉桂、制附子。

阳以出宫，招之尤恐不至，何更追逐，如投井而又下石乎？此理甚明，人所易晓，业医者何竟弃焉而不察也？夫古人治方，必有神悟，不是妄造。地黄原是纯阴之药，如何杂入纯阳药内？此法以理而论，与五十步笑百步何异？但有是病，必有是药，原非骑墙之见，盖见之真，而用之当，服之无不见效。然前人以虚阳外越之症，呼为相火，又为贼邪之火，又为龙雷之火。此四者，皆世人所畏，医者见之而不惧乎？故于此症，尤当慎之。第于方中之旨，未能参透审证，用药总属犹豫未决，何能确有主宰，信任无疑？故立方用药，诚可不急讲也，夫附子、炮姜、肉桂，原是补火之药。火为阳，阳气上升，难以下降，令虚阳外越，或浮于颠顶之上，或散于皮肤之外，而大烧大渴，甚有喜饮冷水，欲坐泥水之中者，非用地黄等药，曲投所好，则病不能除，非用牛膝下降等药，引导下行，则姜、附、肉桂，何能直入坎宫，引火归元，使虚阳复还本位乎？服一二剂，候病退即去，仍用黄芪、姜、附，大回元阳，使中州气旺，则阳生阴降，水火自然既济，天地自然交泰，而长生可必矣。孰是孰非，必有能辨之者。

按：此一段文字所及之虚阳外越证确实是临床上最易误判之证，亦是理论上诸多盲区之一。此处请细论之。阴阳之理，不外对立制约、消长平衡、互根互用、相互转化，而阴阳失和的表现，常人只识阴阳盛衰，而于阴阳相和相离之理却视若不见。因此，作者才将此内容列为一篇，特意强调临床需小心辨之。

生理条件下，人体阴阳平衡，阴阳互抱，互成一体，由此互用、制约。而病理过程中，无论内因、外因，无论虚实，只要阴阳失和，除了出现阴阳盛衰、阴阳转化及互损之外，一个普遍而又常被人忽视的现象就是阴阳的相离。古今有方治之，但详述者少。今请试以《伤寒论》之肾气丸说之。世人皆说三补三泻，附桂引火归原或阴阳相求，我今从阴阳相和之理再述肾气丸组方之奥。

肾气丸组成：附子，肉桂，干地黄，山茱萸，山药，茯苓，泽泻，牡丹皮。

每细研此方，总惊叹于其调阴阳之理，无出其右。肾藏精，主一身之阴阳，阴之为物，成人之形骸，阳之主动，成人之气化。调阴阳，必始于肾。干地黄、山茱萸、山药三味以养肝、脾、肾之阴，附子则温其阳，得阴中求阳、阳中求阴法，临证参以药量之变化，则可巧成阴阳之和。然阴阳既已失和，则阴阳自然有相离之象，此为必然之势。阳离则上则外（火曰炎上），故有阳气上浮、阳气外越之证，阴离则凝则下（水曰润下，当然水湿成痰，血聚成瘀，再无滋润之功），而成痰、成水、成饮、成瘀。欲潜上浮、外越之阳，必以肉桂引火归原，而痰湿瘀一类，则茯苓、泽泻、牡丹皮等清之、渗之、凉之。如此则阴阳得补，浮阳归原，凝阴得清，阴阳复和，合抱为一。

由此便可知，肾气丸之名，为何以肾气名之，而不以肾阳丸或肾阴丸取名，乃阴阳合而化气，气兼阴阳耳。此一家言，无关对错，品玩经方之得，以飨读者。

肾气丸既兼具调阴阳之功，临证活用，加减甚为有趣。如不寐者，加黄连、黄柏清外越之火；头晕头痛加生龙骨、牡蛎以助归原；阳虚甚者，倍用或数倍用附、桂；阴虚甚者重用干地黄，或加龟鳖以救阴火；阴凝甚者，可加半夏、蔻仁等以助化湿。而调阴阳，中焦转枢不可或缺，黄芪、白术之属，可酌情而用。灵活变通，肾气丸便可化身无数，以应临床，极为有趣。

第十篇　经验虚阳外越案证

余治一陈姓者，患小腹阴痛，脚骭[1]痛，鼻血流至七日不止，面红烦燥不安，延予诊之，知是虚阳证，方用：

黄芪二两五钱，焦术L两，炮姜L两，附片L两，安桂六钱，云苓三钱，牛膝三钱，枣姜引。

一日一服，服至七日，鼻血方止。

医云：服此药必死无疑。有要用大黄者，有云宜蚯蚓者。伊父狐疑不定，进退难决。问余曰：先生平日用药则效，此病总不见效，何也？余曰：此是虚阳外越之症，下之则死，回阳则愈，但病深药浅，不可期效太急。后如余言，久服而愈。

按：所谓"不信医者不治"，非不欲治，乃不能治也，若病家不信，此患如何能愈？冰冻三尺非一日寒，致阳越之虚，岂三二日能成？病由即久，岂可苛求一剂而愈？此案若四诊俱全，当有肢冷、畏寒、舌嫩或舌淡之象。此案体现廖氏沉着，血证居然一味止血药

---

[1] 骭：音 gàn，胫骨。

都未曾用，真是临证淡定，处惊不慌。如我辈等，即使能识虚阳之机，但可能还是会用一些止血之品，但止血之药多属寒凉，可能无益于止血。如无成竹在胸，岂敢如此用药！

治一罗姓者，素吃洋烟，得虚阳上浮之证。咳嗽，吐痰如脓，臭气难当，心跳心累，枯瘦如柴，诸医当用肺火、肺痈治之，罔效，以为难治。延余诊视，知是虚阳症，非肺痈也，方用：

黄芪三两五钱，蜜炙，泡参ㄴ两，焦术ㄴ两，炮姜ㄴ两，附片ㄴ两，鲜杞ㄴ两，炙草ㄴ两，泽泻三钱，牛膝三钱，熟地ㄴ两，肉桂六钱，姜枣引。

另用丽参泡水当茶吃，服至十余日，去熟地、泽泻、牛膝，再加蜜芪二两五钱，服药时先嚼蔻仁二粒，服至六十日而愈。

盖此病，医为不治，余为可治者，其人胃气尤强，精神不衰。奈伊家富足，自不知慎，元阳亏损，医以为肾水弱，不知是肾火弱，认张为李，以寒为热，如何治得愈？乃是阳虚上炎，生臭气，宜引火归源，自然全愈。譬如火焚物臭，即刻臭过，何能延至数月？水泡物臭，挩[1]能久臭，故知不死。盖火性烈而水性柔。故余知是虚阳，并非实火。

---

[1] 挩：即"才"。

按：此案所述诸症，以实火治之者众。乃因医者只听病家述说，而不能细察，舌脉不辨，四肢不触，何以能辨真假？若非误治不效，但凭以上诸症，十有八九者，当以实火论之。而廖氏记此案，可能是自己司空见惯，尽述虚假之热象，而阳虚之舌、脉及肢冷、大便等症均未详载。读者看后，则不知所云。因此，医案的记载，务必四诊明列于前，方能示教于人。而此案之强解口臭之理，亦不十分妥当。胃火旺之口臭，亦可为久矣。不过，从这个病案也可以看出廖氏之胆大，辨证之准确。非得细辨，方能见此证真章！

治一江姓妇人，得虚阳症，大汗不止，欲寐不寐，起则欲倒，心跳心累，饮食不进，细语呢喃，昼夜不安，总言怕鬼，病有月余，未出房门，诸医言有邪祟，不能疗治。延余诊视，此是虚阳证，方用：

蜜芪二两五钱，泡参五钱，熟地L两，安桂六钱，焦术L两，附片L两，甘杞L两，当归四钱，炒芍三钱，炙草三钱，姜枣引。

每服药时，先嚼老蔻仁一粒，每日服八次，服至三剂，后去熟地、当归、炒芍，久服而愈。

按：此案为虚阳上扰心神，致心神不宁，出现惊恐之症。但仅如此案所述症状，心肾不交之证亦有可能，因此必有他证才能确辨，可惜亦无舌脉。以方测证（药前先嚼老蔻仁），必有白厚苔，舌质嫩红，肢冷，便溏，面色无华等。看治疗过程，虚阳得潜之后，即去熟地黄、当归之类，可以看出廖氏用药严谨。

治一罗姓妇人，病亦同前，又加得饥饿病，饭罢又饿，人事困倦，延余诊视，叫他随饥随食，饮食投其所好，随倦随卧，身体令其安舒，乃用前方，久服而愈。

盖二人之病皆同一，是劳苦太甚，胃气损伤，神气耗散，故令其随饥随食，以养胃气，随倦随卧，以养神气。一是阴盛阳衰，独言怕鬼，盖气为阳，血为阴，明是气虚血旺之故。古云：阴虚者目盲，阳脱者见鬼。诚言不虚也。

按： 虚阳上行于胃，胃火旺则多食，火炎不止，欲食不歇。予其食，乃缓图中焦之意，待阳气回复，食欲自不复勉强。虚阳上浮于心，而心神不宁，多惊悸而恐，如今临床上焦虑症常见此证型。此等症状，临证多误以为心火旺或心虚胆怯，则治多不应验。

第十一篇　脾虚气弱之症

　　夫脾胃者，仓廪之官也。胃为水谷之道、海，脾司运化之权。脾胃气健则升降不失其度，脾虚气弱则升降之道废，运化之机而迟滞矣。欲进饮食者，阳气也；欲主血气者，饮食也。所以谷气以养精气也。故人饮食无味，反饱作胀，是脾虚气弱之证，此即阳虚、气虚也。盖脾土无阳，则土不制水，而有水邪之患，岂浅鲜耶。或为失血，或为咳嗽等证，医者见此，总以补肾水、清肺金，用六味地黄汤加黄柏、知母、元参、丹参，见咳嗽即加天冬、麦冬、阿胶、贝母等药，治之不效，皆由认病不清，以阳虚认为阴虚，如何治得痊愈？不但一医如此，举世皆然。若见文人学士之病，即云劳心过度，思虑伤脾，肾家亏损，即中文人之心病。见下力人之病，则言劳力太甚，饥饱不常，又中下力人之心病。尽皆顺水推舟，故使人人悦服，家家喜欢其用方也。读书人则用天王补心汤、归脾汤、六味地黄汤、清离滋坎丸、阳八味、阴八味之类为主。

下力人则用强筋壮骨、生血活血，或以打药[1]泡酒，大补纯肉，无不倾心付托，称为良医。然阳虚而服滋阴之药者，不过暂快一时，无不脚肿腹泄而死，伊谁之咎哉？

按：此段文字所述之临证流弊，即今日更甚。如假以中西医结合之名，中医内科分科愈来愈细，形成了各科病治方法，并有一病固定数方之趋势，精于辨病，稍兼辨证之法，数方概一病，已失《黄帝内经》"五脏六腑皆令人咳"之旨。学有定方，临证无定法，无有成见，皆据于辨证而论其治，岂能失其宗旨？此一段，廖氏谈脾虚，其治重在温补脾胃。

大抵今人之病，阳虚者多，阴虚者少，以阴虚之方治阳虚之病者，如小人入朝，移人阴祚[2]而不知也。夫阴虚是血枯，宜用滋阴之剂，阳虚是气弱，宜服回阳之品。医见潮热，即云是火。殊不知此是虚火，如谷未干，久则发烧，用水淋之，其烧即退，久必败坏流汁，纵然晒干，亦是无用。若病者脚肿腹泄而死，即此义也。盖前车者，后车之鉴，前事者，后事之师，不可仍蹈前辙，而用熟附子、炮姜、焦术、炙草、蜜芪。如有虚阳上浮，加肉桂、生地、泽泻、牛膝、前

---

[1] 打药：古时跑江湖术士所用之跌打损伤药的统称。

[2] 祚：音 zuò，福。

仁，服一二剂，加药不用，仍服前方。如心胸胀胞[1]，服药时，先嚼蔻仁一粒，然后服药，余屡试屡验。然此法特为知者道，非为庸愚者言。若不提醒道破，任尔有院翰之才，读尽古今医书，徒遗医杀人之诮，为天下生灵之累，可惜也。世人只知病之有医，而不知医中有道，或阅方书，亦不知古人书中有万殊归于一本之理。及至临症，又不识一本散于万殊之用。故知经而不知权，知常而不知变，何能燮理阴阳，参赞化育也哉！然医道通仙，故不识一字，不可以为医。一字者何？是本散于万殊。故《易》曰：至哉坤元，万物资生者，此也。若不得高明指示，则生生不已，何能归根复命。若要返本还源，诚求万殊还归一本之道。古云：树高千丈，叶落归根者，此也。夫脾为万物之母，包涵四气，心、肝、肺、肾全赖脾胃以安养。脾胃健则四大安舒，脾胃气弱则四大空虚，百邪乘虚而入，独木难支，则有倾颓之患，医者可不慎欤？

　　按：此段所述之潮热当为阳虚之潮热，此热多为世医所遗。潮热之辨证，以阴虚、湿温、阳明三种为主，其特点是阵发性发热，如潮汐的特点。阳虚之人，阴阳不平衡，除阳虚生内寒之证外，亦另有阴阳相离之证，阳离阴则上而为潮热，阴离阳而下则为寒为湿之证。此乃医圣定肾气丸之原旨。因此，可以附、桂

[1]　胞：当为"饱"。

治之。唯此类潮热，必伴阳虚而寒之证，以为区别。只需勤于四诊，便不遗漏，何来误诊？调阳阴，以脾胃为本，脾胃旺则能转枢，阴阳升降，生机无限。廖氏用药，重调脾胃，每于服药之时，先用老蔻仁、胡椒、红糖嚼服，此其用药之特色之一。

余治一朱姓者，平日劳伤，得脾气弱之证。面无血色，眼眶青黑，反饱作胀，饮食无味，咳嗽呛出眼泪，心跳心累，口臭血腥，或时吐血，遗精盗汗，怕冷怕风。延余医治。自云：我家有种，吾兄弟二人俱死于此证，恐难疗治，莫可奈何。余曰：此症易治，不必过虑，虚弱太甚，大补元气即愈。又曰：前医云劳病难治，先生以为易治，何也？余曰：前医恐尔吝财，不肯用参，故云难治，今用参大补元气，何虑不愈？又见余所用回阳之药，伊又曰：前医如何不用此方？余曰：前医由你有虚火未尽，幸得前医将虚火清去，今以大补元气，自愈。一以宽病者之心，以免前医误投凉药之怨。方用：

黄芪蜜炙，二两五钱，泡参L两，附片L两，焦术L两，炮姜L两，芡实L两，枣仁五钱，法夏四钱，炙草三钱，姜枣引。

另用老蔻仁三钱，安桂三钱，胡椒三钱，为末，和糖分作十二次，合水药服。

如染风寒，加麻黄三钱，北辛六钱，服一剂即去。

或虚阳上浮，头热目赤，齿痛唇肿，加肉桂五钱，甘草一两，前仁三钱，微炒捣破，泽泻三钱，牛膝三钱，服一二剂，加之药去之不用，仍用前方，久服自愈。

余用此方活人无算，不忍今之医者，见吐血、咳嗽、遗精、盗汗之症，不管是寒是热，总言病者肾水亏败，尽用滋阴润肺之药，服至虚阳上浮，又言火重，更用降火滋阴，反云十虚易补、一火难除，误死者不知几何人也。可胜叹哉。

按：此案患者当以吐血、咳嗽等主症就医，又见遗精、盗汗，若不细察，可能极易误诊为阴虚火旺，上灼肺胃血络而致出血之症，下扰精室而见遗精，依证处方，当用滋阴降火之剂，降火之剂尚可舒缓一时虚火，而滋阴之药则更阻其阳，岂能痊愈？非不能痊愈，久之则虚火愈炽，病情愈重。因素有中焦不足之症，故先以参、芪、术等建中焦之气，再以附子温其阳，肉桂潜其阳，酌用生地黄以应阴阳互生之道，半夏助阴阳之变，缓缓图之，岂有不愈之理。方后加减之法，更见医者之圆机活法。

此案中，有议医者数语，更令人叹服！医道有深浅，见识有远近，医者岂能无误？然则能赏其正、勘其误，则为医者之良。

无论男女，常患心气疼痛、咽喉痛、齿痛、足痛、足肿，或半身不遂，麻木不仁，腹中起包起块，反饱作胀，饮食无味，心跳心累，饥不欲食，食后又饿，人事困倦，四肢无力，或吐血咳嗽，痔疮痔漏，男子遗精滑精，妇女崩带等证，皆是脾虚气弱，宜服：

蜜芪二两五钱，附片∟两，炮姜∟两，焦术∟两，炙草三钱，姜枣引。

如染寒头痛，加麻黄三钱，北辛六分，服一剂，即去麻、辛。如虚火上浮、喉痛齿痛、目热加肉桂六钱，如心腹气痛，另用胡椒∟两，花椒∟两，去核，为末，黄糖为丸，每服二十九丸，合水药服。如遗精滑精，加芡实∟两，炒，宜接续久服，不可间断。初服此药，如牙痛、唇肿、目赤、目热，不必畏惧，久服自愈。

余用此方，活人多矣，持录是方，以为证验。

按： 此方即附子理中丸之意，主建中焦，活用则似东垣之旨。但是以上诸病症，寒热虚实都可以为之，临证参考，必先全以四诊资料，确定证型，方能据证用药，切不可见症用药，此乃临证大忌。

第十二篇　经验录自叙

　　盖闻医道之传，由来久矣。自神农尝百草，而论寒热、温平之药性。黄帝著《内经》，发明阴阳、表里之病源。扁鹊饮上池之水，洞见脏腑膏肓之病。华佗服刀圭[1]之方，即有刮骨疗疾之能。继而苏耽泉香橘井[2]，董奉虎守杏林[3]。由此观之，非医不能活人济世，非药不能起死回生。余以斯道之大，何得亲得闻乎？有救人之心，而无救人之力。遍访明贤，尝存济人利物之念，得遇吾师，问曰：尔学医道耶？夫医不明阴阳之道者，真庸辈也。（**按**：此诚为真言耳！《内经》

---

[1]　圭：音 guī，古代重量单位，十圭重一铢，二十四铢重一两，十六两重一斤。刀圭：中药的量器名，可代指药物或医术。

[2]　泉香橘井：典出《列仙传》之《苏耽传》，西汉文帝时，湖南郴州名医苏耽，人称"苏仙翁"，其辞别家人时，特意嘱咐，来年天下大疫，可取自家院子里的井水和橘树煎汤服下，可以抗疫。

[3]　虎守杏林：杏林之典，出自三国时吴国名医董奉。其医德高尚，医术精湛，救人不计报酬，仅要求愈后患者在其房屋前后栽种杏树，重病者五棵，轻病者一棵，久而杏树成林。后因其出手施救受伤之虎，虎感其恩而为之守护杏林。董奉和同时期的名医华佗、张仲景并称"建安三神医"。

有曰：生之本，本于阴阳。明医道者，岂非止在阴阳耳？！只是医术易学，医道难明啊！）予即恳求道要，望师怜而教之。师曰：一阴一阳之谓道，一金一石之谓丹，丹道既成，谁谓医道不通仙耶？复谓曰：诸书开卷有益，务择其要言，熟读深思，自然应用无穷矣。余观仲景先师，得杨励公之传，深明《内经》之旨，注《玉函金匮》《伤寒》六经之书，诚为千古不易之法，乃为立方之祖，有三百九十七法，一百一十三方，分出阴阳、表里、寒热、虚实、标本，（**按**：伤寒之法用于内伤杂病，其前提就是如今所倡议之"八纲辨证"，而伤寒虽未及"八纲"之文，然其义不外阴阳、表里、虚实、寒热，可见八纲辨证乃为中医内科辨证之基础，作者能如此分明提出此意，实乃深得伤寒之旨。）因经认证，因证用方，方有三法，故六经法陈，则根本立。阴阳证悉而活法生，使后之学者，见证即有章本。（**按**：中医之难，于初学者尝感无标准可依，此阴阳之法，六经之辨，实为中医临证之规范，医者非据此不能上道。）如某经受病，则用某经之法治之。认清题目，而无紊乱者也。奈今世之医者，皆云我读四大家之书，外感法仲景，内伤法东垣，热病用河间，杂证用丹溪，自以为明医称世，独不思无本则杂，无章则乱，如遇重病，不明阴阳，不知六经之病病在何经，胡乱瞎撞，心无定见，当以何者为是？从仲景、东垣乎？从河间、丹溪乎？欲用外感，恐是内伤，欲用火弱，又恐水亏，亦不知何者为是。如人夜入深山，寻不出路头，涉海问津，摸不着边岸。痛医杀人，莫此为甚。吾愿医者，明察六经，审定阴阳，确有所据，用药的确无疑，则处处活人，称为良医矣。更要选择药材之真实，炮制之精工，熬炼药味之老成，如是存心，则药到病除，获益无涯矣。余非杜撰，是于古方古法之中，经验之妙也，是以自叙。

按： 初入临床不久，患者暂多，每疲于辨证，一日停笔自思，医者临证，必得心灵身轻，方可辨证自如。迎来送往，如此疲倦，如何能从容面对？必不得法，当有一定不变之规，再于此中辅以进退之法，必能左右逢源，挥洒自如。年余方悟阴阳之法、八纲之理实为临床之规范。此后临证之时，便于阴阳寒热入手，顿觉迷雾散于眼前。其时方叹己之愚笨粗陋，古人早已明示于前，竟是熟视无睹，置若罔闻，何以学医十余载，方得此法，能不汗颜！今观廖氏自叙，以临床之变幻无穷，心中却持一定之法，于临证不乱，特深以为然。然规范虽立于前，临证之时运筹帷幄则是另外一番景象。得规范，方是入得其门，其道尚远，必终生穷究之，或能得其一二。

第十三篇　经验录实论

夫人之生也，以先天元气为阳气，以后天谷气为阴气。人藉水谷之气以养身。而水谷之气，一行脉中，为营气，所以荣养一身者也；一行脉外，为卫气，所以护卫一身者也。当气利关节，卫气充皮肤形之立也，全赖精气神之三者。精者滋于一身也，气者运行一身也，神者主宰一身也。故人之精，实则气死[1]，气充则神旺，此相因而永其生也。如精耗则[2]竭，气竭则神离，此相因而速其死也。耳乃精窍，故耳之闭塞，精病可知。目乃神窍，而目之昏蒙，神病可知。口鼻乃气窍，而口之气喘息，气病可知。故老子曰：毋摇尔精，尔乃长生[3]。毋摇者，守之固也。如人肝[4]精不

---

[1] 死：当为"充"之误。

[2] 则：此后当少一"气"字。

[3] 毋摇尔精，尔乃长生：此段文字乃出生自《庄子·在宥》："必静必清，无劳女形，无摇女精，乃可以长生。目无所见，耳无所闻，心无所知，女神将守形，形乃长生。"

[4] 肝：此处"肝"疑为"脾"。

固，则神气减少，脾[1]精不固，则齿折发落，疾病随生，死亡将至。又曰：心牵于事，火动于心中，心火俱动，其精必摇。（**按：**心火动而摇其精，则精伤无度。一语中的。尤其是当今社会，欲望无穷，心累成了时代的代名词，保全性命，何其难矣！）人能使其元气运用，则阳气自旺，阴气自消，阴阳调和，则百病不生矣。盖人之津液化为血，血化为精，精化为髓。如饮食水谷入胃，由脾磨化成液，生血以充精，故必藉谷气以培后天之精，乃可得生。否则百虑感其心，万事劳其形，以致内伤七情，外感六欲[2]。五行之气，各有胜衰，如阳胜则阴病，阴胜则阳病，而百病从兹生矣。

凡诊视，先观病人形色，以知病情，如人面青黑者，是为阴症。即是气虚、血旺之故耳，（**按：**血旺者，非血多，当作血之有"余"，为血瘀之证）宜补气分之药，当用四君子汤、理中汤、附子理中汤之类治之。若气旺大[3]过，是为阳证，即是血虚、气旺之故耳。宜补血分之药，当用四物汤。（**按：**此处气旺当作血虚气郁解，否则岂有阳证一说。当然，言此为阳证，却不十分妥当。）或气旺过极，是为阳明火证，宜大、小承气

---

[1] 脾：此处"脾"疑为"肾"。

[2] 欲：当为"淫"字。

[3] 大：即"太"。

汤，量病之轻重，加减用之。此是气虚补气，血虚补血，令其阴阳和平，而病自愈矣。奈今世之医者，见古书，有气血两虚者，宜八珍汤治之。见病皆有气血两补之说，每多误人。何也？古法有不治已病治未病，盖两补者，宜于未病之先也。如有病之时，若不察其阴阳盛衰、气血虚实，则轻病转重，重则不治矣。余谓不宜两补者，恐其无凭，请看冬夏二至之气证之。至冬严寒之时，近火则暖，近水则寒；如至夏暑热之时，近火则燥，近水则安，此证验也。再以雨旸[1]证之。如天道久晴不雨，草木万物焦枯而死，宜阴雨以润之；如久雨不晴，万物涝滥而死，宜晴日以暖之，此亦验也。天道至春分、秋分之候，阴中得阳，阳中得阴，阴阳各半，寒热均平，无过不及，如人之气血和平，乃未病之先也，余谓不宜两补之说，卓然有凭矣。故经云：医理虽玄，一言以蔽之，曰阴阳而已。

按： 此一段文字所及之理，即"气血不宜双补"之理，未见于他书。作者立论，未病之时可以两补，及病则阴阳各有所偏，治之务必针对，气虚补气，血虚补血，不可以一概而气血同调之法，并以二至（冬至、夏至）之气候特点及久旱久涝植物生长之象证之。此言虽有其理，却不尽然。如冬季虽近火则暖，无水则易成燥；夏季虽近水则安，水多易成湿，冷水则成

---

[1] 雨旸：音 yǔ yáng，谓雨天和晴天。

寒。久涝亦不耐日晒，久旱又岂能而水浸？阴阳之道，互根互用。非未病之时，需阴阳互生；及生病之时，更宜用阴阳互根互用之理。气虚者，补气为先，补血助之，血虚者，补血为主，补气助之，才能气血生化，泉源不绝，否则气充而血滞，血足而气滞，岂求其效？然作者有此一说，必有其根由，补气补血，必有主次，不可不变，处方之时，必细心斟酌，此处方是医家之本意。廖氏回阳之际，亦有加用生地黄之类的用法。因此，其之所以反对气血两补，可能主要是针对毫无差异性的益气补血。补气补血，必有所重，有所轻，才合阴阳之道。

凡看病人，面红色是为阳证。如戴阳证，面亦红，何以辨之？阳证面红，红得老苍色，肌肉壮实，其人平日强健过人，四肢有力，饮食有味，渴欲饮冷，偶得病，必张目不眠，声音响亮，口臭气粗，身轻恶热，或大便燥结不通，胀痛异常，壮热如火，叫苦不休，宜大、小承气汤之类加减用之。戴阳证面红，红似桃花色，其人平日精神短少，四肢无力，饮食难消。偶得病，面色淡黄，是为戴阳，又为虚阳外越之证。宜用桂附理中汤，或镇阴煎之类治之。若医者不明此理，误认为阳证，用大黄下之，必死。凡业医者，生死反掌之间，不可忽焉不察也。

按：此处所议之戴阳证之辨证方法，尤其是强调与阳证相比较，实为临床特别难以把握之处。一般戴阳证的解释为阴寒内盛、虚阳浮越之病机，然而其根本是阴寒盛还阳虚盛？可能大多数的理解，此处之阴寒盛为外寒，则失其理，此寒当为内寒，是阳气亏虚，失其温煦作用所致，绝非外寒。设若急性之外寒，何以致虚阳上浮？从其症及处方用药亦可看出端倪：其人平日精神短少，四肢无力，饮食难消，即素有阳虚不及之症，方中重用桂、附助阳，则阳回热潜，若以寒凉之品去其浮热，则阳愈伤而热愈浮，即所谓南辕北辙耳。临床尚有重感寒邪所致之发热之证，其病机当为阴寒之邪外袭，阳气不得外达，郁而发热，寒愈重则热愈重，即所谓"厥深热深"，如平素受寒感冒，受寒越重，发热越重。

此外，尚有阴虚内热之虚热，与戴阳证的热证极为相似，其必伴见阴虚之症，临证稍为用心，不难判别，最忌见一症便成一方，号曰经验使然。临证者，必四诊合参，不可偏废，更不可以之为炫技之法。

另外，从面色上看，实热者满脸通红，其色不退。而虚热所致者，其面色红为阵发性，尤其是外界寒热交替或变化甚速之时，容易出现。

下面几段文字，讲的都是面色诊、舌诊。无论何颜色，无非寒热，然其寒热则皆有虚实真假之分，临证时，不可见白色、黑色为寒，黄色、红色为热，定当四诊合参，综合分析，方能分清虚实真假。否则，处方用药便是错。

　　凡看病人，面色白者，是为阴证。故经云：面白肺家寒。又曰：寒为阴，热为阳。此岐轩仲景之言。以古人之法，治之今人之病，无有不愈之理，奈世医不明斯道，以阳虚认作阴虚，火弱认作水弱。如吐血、咳嗽，乃阳虚火弱之证，而误作阴虚水亏，治法概用六味地黄汤、清离滋坎汤、天王补心丹之类，加天冬、麦冬、贝母、知母、玄参、丹参滋阴降火之药，治成坏证，呼为虚劳，百无一生。殊不知阳虚火弱，用仲景回阳之法，理中汤、桂附理中汤治之，有起死回生之妙也。

　　按：此处举吐血、咳嗽为阳虚火弱之例，可能是因为阳虚之吐血、咳嗽容易误诊为热，故特别强调其有虚寒一证，如不仔细辨证，则造成误治。但是临床上吐血、咳嗽之病，应该也有阴虚火旺的证型的，不可一概而论，一病一证的情况，在临床上几乎没有。廖氏之所以如此强调，可能是因为阴虚火旺的证型相对比较容易判断，而虚阳上扰所致的证型容易混淆，引起误治后果相对比较严重，所以才一遍遍地强调。

　　凡病人面黄色者，亦有阴阳之分。阴病面黄，其人必反饱作胀，饮食难消，精神短少，腹痛作泄，及生诸虫，喜热恶寒，宜四君子汤加减治之。或偶得病，身目俱黄者，用五苓散治之：

白术五钱，土炒，茯苓三钱，猪苓三钱，肉桂三钱，泽泻三钱，姜枣引。随证加减用之。

或人平日不黄，偶得病现黄色。黄者是为阴黄，宜附子理中汤加减用之。

熟附子ㄥ两，炮姜ㄥ两，焦术ㄥ两，茯苓三钱，茵陈三钱，姜枣引，如服至黄退，即去茯苓、茵陈。

按：阴黄，据病情可以分为脾虚湿困之黄，以及湿盛之黄、寒湿外浸之黄三种。脾虚湿困以四君子汤缓调之，湿盛则以五苓散化湿利水，寒湿外浸则需温阳化湿，附子理中丸类主之。

阳证面黄者，身目俱黄，或起斑发狂，饮冷，或大便燥结不通，是为阳黄，宜大、小承气汤加减用之：

大黄四钱，芒硝四钱，炒枳壳四钱，炒，生甘草三钱，姜枣引。

按：阳证面黄者，病机为湿机壅积，甚或有血热发斑之象，须以通腑泻热之法，以泻热为主。

凡看病人，舌胎黄色，亦有阴阳之分。阳证者，其人张目不眠，口臭气粗，大便燥结，壮热如火，宜大、小承气汤治之。余用承气之法，四物加减之：

当归ㄥ两，川芎四钱，生地ㄥ两，白术六钱，白芍四钱，大黄三钱，姜枣引。

阴证舌胎黄者，乃脾虚气弱之人，必四肢无力，少气懒言，饮食难消，喜热恶寒，舌常发黄，是为阴证。宜附子理中汤加减之：

人参∟两，焦术∟两，炮姜∟两，附子∟两，炙草三钱，姜枣引。

按：黄苔为临床常见苔象，其所示病机与面色黄相同，治法亦基本相当。其中阳证苔黄者舌必红，阴证苔黄者舌必淡。

凡病人舌胎[1]红色，亦有阴阳之分。阴证者，舌红似桃花，又如茨梨花[2]，红得细嫩。其人必精神短少，身重懒言，四肢无力，饮食难消，喜饮热汤，时时畏寒，宜用附子理中汤、四味回阳饮之类治之。阳证舌胎红，红得老苍，或起芒刺，有黄光黑焰之形。其人精神强健，渴欲饮冷，偶得病则发渴不止，大便结燥不通，宜四物加减服之：

当归∟两，川芎五钱，生地∟两，白术六钱，如大便不通加枳壳四钱，麸炒，水煎服。

按：红舌亦分阴阳。阴者多为阳虚而浮，故其色虽红而质地细嫩，为水气不化之征。阳者多为实热内

---

[1] 胎：此处"胎"字当删，苔无红色，舌无白色。此处当为舌质的颜色。下同。

[2] 茨梨花：又名刺梨花，花色淡红色或粉红色，色如桃花，形如茶花。

蕴，舌红而必有津伤之象，故舌形苍老，或起芒刺，方用四物，则需斟酌一番。下文苔黑属阳证者，虽说用四物加减，其加减之法，亦是用了承气之方，依作者言，此为用承气之法，不用承气之方。上方用生地黄量大，故推测此类实证当属血热证，如果是气分当用大承气汤。

凡舌胎黑色，亦有阴证阳证之分。阳证舌胎黑，芒刺满口，饮食冷水不休，谵语发狂，大便壮热如火，胀痛异常，或弃衣而走，登高而歌，是为阳证，宜大、小承气汤治之。余用承气之法，不用承气之方，用四物汤加减用之：

当归ㄴ两，川芎四钱，生地ㄴ两，白芍六钱，枳壳六钱，大黄五钱，麦麸炒，入芒硝四钱，生姜引。

至大便通利，只用人参二两，生地二两，水煎服。

又有阴证似阳，芒刺满口，口干而不渴，细语呢喃，错乱颠倒，躁烦不安者，宜附子理中汤加减治之。

少阴证，舌黑有可治不可治之证。舌黑且聋，芒刺满口，多有可治者。惟舌纯黑，如猪腰子，炕炎色，如包子禁皮，手摸光滑无刺者，百中难救一二。医者此阴证阳证宜明辨之，不可忽略。

按：黑苔分阴阳，其分辨之法，与如上几种相似，唯四诊合参是从，则不失规矩。此案中四物汤的用意，从其重用生地黄可以看出，此两证均属于血热之证。

按上古之世，草衣木食，无物欲之弊，先天气足，而寿至数百岁。今世之人饱食暖衣，酒色过度，元气亏损，七十犹称古稀，故寿夭者众。故今人之病，阴证多而阳证少，阳证百中难逢一二，阴证十有八九。今将阴证情形备细言之，令人易知，治而不难也。

按："故今人之病，阴证多而阳证少，阳证百中难逢一二，阴证十有八九。"此一句，读后极有感触。记得曾经于门诊之季，语于学生，不是我喜欢用附、桂，而是今人少阳气。大概有三至五年时间，确实如廖氏所言，阴证多而阳证少，当时感觉好像少了附、桂竟似无有用之药。然后时过境迁，近几年，竟然悄悄地发生变化，临证之时，附、桂使用的机会少了大半，且用量极少超过 27 克，反倒是芩、连、柏、栀大量使用，直呼怪事。可能是今人所虚甚多，所欲不能者甚多，至少内热横生，寒热错杂则为临床最为常见之象。所以临证但以辨证为首，不可以所谓经验而一叶障目。

阴症其人平日精神短少，四肢无力，动则气喘，身重难行，喜热恶冷，饮食无味，食则难消，反饱作胀，或饿又饿狠，食又食不得，心腹气痛，嗳气吞酸，口苦咽干，不渴，及生诸虫，或饥欲食，食后又饥，或食后困倦，或烦躁不眠，或心中焦，焦的难当，或口十舌干，舌燥，欲食生冷，食生冷当下安然，过后仍干嚼[1]，嚼的难当，或熬夜大过，语言过多，小腹作痛者，或饮开水嫌冷者，或饮冷不休者，或睡时舌无津液而不渴者，或喜润湿口，而不吞咽者，或人晕眩，起则欲倒，心跳心累，起包起块，或口齿咽喉常痛，牙缝出血，目赤生翳，耳作蝉鸣，太阳经头常闷痛，怕风，四肢畏寒，喜热，手足麻木不仁，不能举动，或吐血衄血，肠风下血，痔疮痔漏，男子遗精白浊，自汗盗汗，妇女崩漏，赤白带下，以上等证，皆宜补气分、固脾胃之药，宜四君子汤、理中汤之类治之。

按： 以上所述诸症，大略已及多数阴证表现，较为详尽。部分症状则为虚阳上浮之表现。凡出此类症状，无论何病，缓图之，皆可以附子理中汤。

余尝以上诸证，即用附子理中汤，随证加减，屡试屡验也。

蜜泡参二两，白术二两，土炒，炮姜二两，自制附子二两，炙草三钱，蜜芪二两，姜枣引。

或染寒，加生干姜五钱，麻黄二钱，北辛一钱，另煎水接续服，六次。如胃气寒凉太甚，另用肉桂∟两，胡椒五钱，干姜二两，为末，黄糖为丸。每用二十丸，合水药吞服。凡服此药，恐目热齿痛，心烧唇肿，不必畏怯，久服自愈。

---

[1] 嚼：音 jiào，吃东西，嚼。

按：凡药必有其毒，惟毒大小而已，温阳之药必有热毒，若忌其热而踌躇不前，阳气难复。温阳之品，初用之时，多易致阳浮，而出现所谓"上火"之症，这种现象本人在临床上亦常碰到，必久服则阳复而虚火自然而灭。每当此时，医者必了然于胸，方能淡定，否则见"火"而泻，则前功尽弃。

凡虚阳上浮，患头面肿，目微赤，或戴阳证，面红色，心中烦躁不安，此阴盛于内，阳浮于外，或[1]热下寒等症。仲景立方，用阳八味，引火归源，余因见今人秉气薄弱，仍用附子理中汤加减用之：

泡参二两，贡术二两，土炒，自制附子二两，炙草三钱，炮姜L两，加肉桂三钱，生地一两，甘杞L两，泽泻三钱，盐水浸，牛膝五钱，车前子四钱，微炒，姜枣引，水煎，候冷服之，一剂加药尽去，仍服附子理中汤。

凡饮冷水不休者，亦有阴证阳证之分。阳证者，其人平日壮实，二便结燥不通，胀痛异常，是为阳证，急宜下之。阴证者，其人二便清利，不燥不结，是为阴证，亦宜温之。

按：观上方，附子、肉桂、炮姜温阳回阳，生地黄、泽泻、牛膝、车前子凉血、利尿，引药下行以助回阳、清浮阳，参、术、甘草、枸杞子及姜枣健脾补

---

[1] 或：其后应有"上"字。

中，以助阴阳升降之机。比之金匮肾气丸，其优在建中气，以补肾气丸之不足。

余用此回阳之药，见证施治，处处活人，凡用此回阳之法。今时医者云，此方宜于西北，不宜东南，此言大谬。经云：东南火炎土燥，西北水冷金寒，无非言东南多薄弱，西北人多刚劲，亦不过言其大概。岂西北专宜燥热，而东南尽用凉寒乎？决无此理。况西北并无三手之人，而东南亦是两足之辈。天下手足皆同，则阴阳亦无异。虽地道高低不同，惟寒热则一也。夫天地之道，阳主气，先天也，阴主形，后天也。故凡上下之升降、寒热之往来、晦明之变易、风水之流行，无不因气以为动静。而人之于气，亦由是也。所以病之生也，不离乎气。医之治也，亦不离乎气。观此可知，天地之道，三才之理，本一气相通耳，有何分别乎？医者识此义，医固精矣，方亦妙矣。

按：其实中医之理，明之则极易，无非阴阳，无非寒热，无非虚实，但能明此六字，于临证之时，留心细察，必无遗漏，未处方之际，已得三分之功。廖氏认为"所以病之生也，不离乎气"，身同此气，病则亦出其气，而气分阴阳，需当细辨，勿以东西南北为异，更不欲持偏见，临证但以辨证为基础，阴阳为其根本。

第十四篇　非风证论

　　夫非风证者，世之谓中风也。此证多卒倒，不知人事。总属三阴，乃阳虚也。其症与痿证同，而治法不同。非风证，四时皆有，而痿证独秋天方有，发于燥金，由肺气弱，主一身痿软，四肢无力，不能行动，如秋天草木叶落之象，宜清凉补气之药主之，清燥汤、独参汤之类治之。然而非风证，四时皆有，乃脾肾二经之气弱，太少二阴合病，是阳虚火弱之证，宜四味回阳饮、桂附理中汤之类治之。凡厥逆证，亦属非风之类，亦宜回阳之剂投之，无不应效。世医见此，皆谓中风、中痰，以消风化痰之药治之，是无益于病也。医者不可不察焉。

　　按：所谓"非风证"，即今西医所谓脑血管意外的一类疾病。起初，中医学将外感风邪、肝风内动和脑血管意外引起的病症都称为"中风"，其原因是这疾病在发展过程中都有"风证"或者"类风证"的表现，故而以"中风"统称。经过大量临床的检验才发现，这些"类风证"的临床表现和预后与普通的"风证"相差极大，如果不进行区别，会导致失治、误治，

69

因此才有了后世的"类风证""非风证"的论述。"非风证"的临床表现多种多样，病因亦较为复杂，中医的辨证分型也较多，而廖氏仅将之归纳为阳虚火弱之证，则极为局限，与临床相差甚远。这也许就是中医弱于辨病的问题。脑梗死与脑溢血，起病急骤，其症多相类，发作期急则救其标，以醒脑开窍为主，缓解期的辨证，证型亦较为多样，不可以一证概之。

按世医谓肥人多痰、预防中风之说，殊不知肥人多属气虚，何也？盖人骨为阳，肉为阴，肥人者，柔胜于刚，阴胜于阳也。肉以血成，总属阴类，故肥人多有气虚之证。若忽然卒倒，手足不仁者，非中风证，乃阳虚也，急宜回阳。古有赵吉者，见苏辙曰：当君好道，而不知其要，阴不降，阳不升[1]，故肉多而浮，面赤而病。遂教以汲水溉体，经数月宿病尽矣。

按1：关于非风之证，世医所谓，亦极为是。脑梗之类病症，以西医之理，患者多高血脂、高血黏度，这个基本属于中医学"痰湿"的范畴，确实为非风证之主要病机之一。"肥人多气虚"，但非风证患者是否均为阳虚，则不可一概而论。但是危急之际，发病之时，其状如阳虚者，以回阳之法救急，则可为中医急救中风之法之选；在恢复期、后遗症期，根据辨证或

---

[1] 阴不降，阳不升：当为"阳不降，阴不升"。

者加减使用温阳之法，以取其温通之利。但不辨证而一以贯之，似不可取。

按2：宋神宗元丰二年，苏辙"坐兄轼以诗得罪，谪监筠州（高安古称）盐酒税，五年不得调"，于高安遇乞者赵吉，有如上一段对话。关于赵吉，《栾城集》中有《乞者赵生传》，曰："高安丐者赵生，敝衣蓬发，未尝沐洗，好饮酒，醉辄殴詈其市人。虽有好事时召与语，生亦慢骂，斥其过恶……"据传苏辙曾因病服某道士之偏方而愈，由此习金丹术，并自行炼丹，但是否服丹则不得而知。这段文字所载内容，则有可能是服丹的后遗症，文中所述"当君好道，而不知其要"，可能就是提醒苏辙方法不当，致成宿疾，故教之此法以退之。此案似与本段文字所述无非，廖氏录于此，可能认为苏辙所患者，不治而可能成非风之证。

第十五篇　经验非风证案

余治一病者，乃少阴证，似非风证，腰与两腿疼痛非常，或时痛在右足右腿，或又痛在左足左腿，常要人捶着，始病稍减。诸医认作风证治之，不效，又用丽参、鹿茸大补之类，亦不效。请余诊视，见病者脸色青黑，脉沉无力，是阳虚证。又是膏粱子弟，知必肾不纳气，方用：

甘杞∟两，自制附片∟两，炮姜∟两，熟地∟两，安桂六钱，鲜牛膝三钱，水煎服。一剂病减一半，又二剂而愈。

按：看这个病证的描述，以非风论之，无非是痛处不固定。但就其所描述之症状，有点类似如今之腰椎间盘突出症引起的坐骨神经痛一类。这种疼痛，可以类风、类寒、类湿，以舌脉论之，当属寒凝经脉，故以温阳通经之法而愈。一般肾不纳气统指呼吸方面的疾病，此处证为阳浮，乃为肾阳虚衰，阳气失固而浮，取其意而已。

治一赖姓妇人者，年逾七十，陡然跌倒，不知人事，声音不出，四肢不举，大便不通，奄奄一息，请余诊视。此乃非风症，即用附子理中汤，加黄芪二两五钱，蜜炒，一日一剂，服至十剂，大便通而声出，自能起床，再服数剂而愈。

按：以所述症状及治疗过程，此证似为厥证，腑气不通，亦似非风之昏迷，不过非风大便可能多见失禁。

又治一罗姓妇人者，年逾七十，陡然昏晕，不知人事，左手不能举动。请余诊视，知是非风证，非中风也，方用：

黄芪二两五钱，蜜炙，焦术∟两，自制附片∟两，泡参五钱，蜜炙，炮姜∟两，炙草、姜枣引，一日一剂，服至五剂，其病若失，再加黄芪二两五钱，蜜炙，久服而愈。

按：此属比较典型的非风证，由于治疗及时，患者病情亦轻，药能对证，则能速效。扶中焦以助胃气，后天之本固，则可得缓愈之机。可惜无舌脉，难寻虚实寒热之据，若仅所记载症状，实难判断寒热。

又治一罗姓者，患左足左手麻木不仁，卧床不起，烦躁不安，叫苦不休，舌红如桃花，胎细滑，脸戴赤。前医当作中风证，用搜风去湿之药，治之不效。延余诊视之，知是非风证，兼虚阳上浮，仍用前方，加肉桂六钱，生地五钱，甘杞L两，牛膝三钱，泽泻三钱，盐水炒，车前仁三钱，微炒捣破，服二剂，烦躁止，去地、杞、牛膝、泽泻、前仁，仍用前方，服至半月而愈。

按：此案属典型虚阳上浮之证，故用温中潜阳之法，浮阳易潜，再用温中之法缓图。该案舌脉记载齐全，利于后学。

夫治前证易愈，而此症难愈者，何也？此人世事纠缠，七情太过，故为难治。故余用此方，凡得半身不遂，忽不知人事者，照此方久服，无有不愈之理。

治一曾姓者，年逾四十，平日饭后困倦欲卧，一日忽不知人事，大小便失禁，奄奄一息。延余诊视，舌胎黑色，口鼻气冷，药难下咽，即以丽参令人嚼细，放入口中，渐次下咽，微微苏醒，即用：

蜜芪二两五钱，炮姜L两，焦术L两，附片L两，炙草三钱，生附子L钱五钱，北辛六钱，姜枣引。

煎好以药灌入口中，即吐，仍用丽参，令伊嚼吞，接服水药，速进二次，其人欲睡，一刻之久，忽又警醒，言头上髓脑如火焚之状，抱头自睡，床上急急叫苦，仍令嚼丽参，徐徐吞咽，头脑稍缓，不觉睡熟，自醒之后，其病若失，即去生附、北辛，加蜜芪二两五钱，服三剂而康。若认为中风证，治之则误人多矣。

按：此类病证，在古时尚可能被误为风证，如今则几无可能，这是医学发展的必然结果。然从作者的治疗法看，此患者又属气厥（虚）之证，以独参汤而获急救之效。

第十六篇　虫证论

凡治虫证，世医总以榧子、雷丸杀虫之药，治之不效。余初用六经乌梅丸，谓虫得酸则伏，得苦则安，用之亦不效。乃将地理证之，如水中生虫，火中不生虫，凡物湿朽者生虫，干燥不生虫，人身之中，因脾湿则生虫。夫脾喜燥热，宜附子理中汤加肉桂、花椒之类，治之久服而愈。

余用此法，治有口中出虫者，有鼻中出虫者，谷道生虫者，周身毛孔生虱子者，抓之即出者，均用此方，加减用之，治愈者甚众。以经验之妙，略叙之。如用杀虫之法，伏之何益，安之何为？

按：常见寄生虫病在目前医药状况下已经不算难题，但在古时确属难治之病。所谓"正气存内，邪不可干"，寄生虫病亦是如此。大概寄生虫能够在人体内寄生的环境，都是非健康的状态，因此，在不能杀灭寄生虫的情况下，改善自身体质，寄生虫或许就失去了寄生的依托而逐渐消亡。在不直接危及生命，且又无针对性的治疗之前，调整人体自身阴阳的平衡不失为一种治疗思路。

第十七篇　妇女杂证论

凡妇女之病，腹中多起包块，名曰癥瘕，医者见此多用三棱、莪术、桃仁、红花破气破血之药治之，越将正气损伤，而成鼓胀。殊不知此是血旺气衰，气为血滞，而不能流行，故成包块，再用消导之剂治之，则血凝气滞，酿成不治之证。余尝用桂附理中汤加减用之：

泡参，炮姜，附片，肉桂，贡术，西砂，半夏，炙草，蜜芪，姜枣引。

予用此法，驱其阴而回其阳，则阳愈长而阴愈消，宜久服，岂有不愈之理。

按：妇人腹中包块，多因寒所致，寒则凝，痰凝、湿凝、气凝、血凝，久之聚而成块，穷其因则为寒，俗称"宫寒"。起病久，则愈之必久，宜以温通之法缓图之。方子以参、术、芪益气健脾，姜、附、桂温阳散寒，砂仁、半夏化痰湿，久服缓图。如舌脉见有气滞、血瘀之象者，可以参之以桃仁、红花、乳香、没药、香附、沉香之属。有是证用是药，不必拘泥。时下皆以桂枝茯苓丸为基础方，不若廖氏之法有理。但桂枝一药之温通，可堪此用，可以弥补廖氏之法。然亦有湿热内蕴之证，尽管少见，临证之时，切不可套用一法。

凡妇女崩带一证，诸贤著述颇多，用之罔效，盖此证余经验数人，皆是三阴证。而三阴之中，惟太少二阴之证最多。凡得此者，尽是心跳心累，精神困倦，四肢无力，反饱作胀，饮食难消，腹痛肠鸣。医者见此，即言血虚，即用生血破血之类治之。若见反饱作胀，加以消食破气之药，越将正气损伤，每多不效。殊不知四物汤乃血虚者所宜，气虚者所忌。此症多是脾胃气弱，盖脾为万物之母，仓廪之官，胃为水谷之海，脾胃气弱，不能统血，又兼肾不纳气，不能分清别浊，则土不制水，而水邪泛滥，以成崩漏之证。譬如夏秋之时，河水泛滥，泥沙涌塞，浊而横流，不能归源，故治法宜四味回阳饮、附子理中汤。若元气下陷者，宜用补中益气汤，加减用之，即用：

蜜芪二两五钱，焦术l两，炮姜l两，自制附子l两，炙草三钱，另研胡椒三钱，砂头三钱，安桂三钱，老蔻仁三钱，为末，和糖，分十二次，合水药吞服，久服自愈。

余用此法，治愈者不可胜数也。

按：妇科崩带一类病证，病因病机繁多，寒热虚实皆有之，若仅用回阳加养血，或加益气之法，则显狭隘，不合临床。总以辨证为主，而不以病代证。案中所举之例不甚合适，夏季河水泛滥之灾，气候所致，宜疏导之，而崩漏之证，则不能完全同法。廖氏温阳、益气之法亦只能对此证有益，如遇他证，仍当辨证。

按世之医者，不知《内经》有补阳抑阴之法，专以四物汤为主，治妇女诸证。其有孕妇，以不寒不热之药，为安胎灵丹，以纯阳纯阴之药，甚于鸩毒，世之通弊，贻害非浅。试观仲景著书，有汗吐下三法，一法之中有数方，诸证皆治，依法用之，神效莫测。又云：寒则温之，热则清之。如孕妇得阳明火证，宜用大、小承气汤下之，如得少阴寒证，宜附子理中汤温之，病去胎自安，何难之用。故经曰：怀胎莫相逢。明明教人气虚补气、血虚补血、寒则温之、热则凉之之理也。妇人不能生育者，总由气血不和，各有胜衰。如阴胜则阳病，阳胜则阴病。专以四物汤为主，令阴盛阳衰，使血凝气滞，而成纯阴无阳之证。古云孤阴不生，焉能成胎？使其气血和平，自然受孕。譬如瓜果之属，受天地之气，以生以成。若遇雨旸失时，则枝叶枯焦，花果不能结实。若晴雨得宜，则肢[1]荣叶茂，花开结实。此天地生成，自然之理也。若人身气血平和，亦如斯而已矣。

按： 此一段所述之事，时医常以四物汤为主治妇科诸症，皆因失却辨证之理，其弊显而易见。虽说女子以

---

[1] 肢：当为"枝"。

血为用，但补血之法仅是调血诸法之一，不可专用。补气也好，补血也好，气血的调理，在层次上次于阴阳，凡病者，阴阳失却平衡是基础，然非必血失调。因此，以调血为基础，统治妇科百病，非临床所宜。

余治一罗姓妇人，年逾二十，因子死，而心中忧郁不乐，则困倦无力，饮食减少，请医调治，服药不效，伊家富豪，医不离门，医至三载有余，医云此是虚劳，以为不治之证。延余诊视，脉沉细无力，其证反饱作胀，心跳心累，气骤人昏，心痛心烧，自汗潮热，口干舌燥，赤白带下，月经不行，知是太少二经气弱之证。观其前医，尽用补血清凉破气等药，予即用：

蜜芪二两五钱，焦术l两，炮姜l两，自制附子l两，泡参五钱，蜜芪，炙草三钱，姜枣引。

另研蔻仁、安桂、胡椒、花椒各三钱，炒去汗，去子为末，黄糖为丸，每服二两，每日四次，合水药吞服，其水药不拘时刻，随时当作茶吃，服至六月而愈。余初看病时，诸医谓曰：痨病医得好，独脚菰[1]栽得活。余曰不但医得好，医好还要生儿。其病愈之后，果生二子。人谓余曰：先生真神仙也。谁不知妇人原有生产，有何奇异乎？

---

[1] 菰：音 gū。独脚菰，又称大脚菇、白牛肝菌，是世界上名贵稀有的野生食用菌，是牛肝菌中最优秀的品种。

按： 此患者起于思虑过度，久则伤脾，前医用补血清凉破气之品，当为误治，补血成滞，清凉伤阳，破气伤气，法不对证，故久不能愈。此案所述之症状如自汗潮热、口干舌燥极似阴虚内热之象，赤白带下、月经不行、心悸皆可由阴虚，虚火内扰所引起，但是腹胀，食则饱，加之失治之理，又有沉细无力之脉象，则只能由中阳不足，虚阳上扰来解释，才能比较全面地反映患者的整体病机。事后诸葛亮易做，临证遇此类病案，实难仓促之间辨明，病史就显得较为重要。设若初起时就以健脾和胃理气之剂，病者不致成中阳不足之候，虚阳内扰之难证。另外，初起时若以疏肝健脾为主，可能取效更速。后成久病，只能建中焦缓图。廖氏建中焦特点，整书可见，即用蔻、桂、椒之类，如有反胃之类则加丁香，或加黄糖嚼服，他处少见，临证时或可以借以实践。

治一温姓妇人，身怀有孕，心气痛如刀刺，腹痛亦甚，反饱不食，口干舌燥，渴喜饮热汤，尽夜不宁，医用四物汤、安胎饮之类治之，半月不效，延余诊视，知是脾肾二经气弱之证，宜用：

蜜芪二两五钱，焦术乚两，自制附片乚两，台乌五钱，炙草三钱，姜枣引。

另用蔻仁三钱，丁香三钱，为末和糖分十二次，合水药服，一剂而愈矣。再用四君子汤加黄芪，每服药时，先嚼老蔻仁一粒，宜多服之，以补正气，免生别证。

按：以方测证，当属寒湿中阻，仅误治半月，提示病机为：先天阳虚在前，再感寒湿于后，致虚阳上浮而燥渴，却喜热饮，虚阳上扰则尽夜不宁。当以温阳散寒为君，化湿和中为辅，则阳静而寒去湿散，诸症能速解。但病起于素体阳虚，见效后，宜缓图其阳气，以保胎安。此案中出现"口干舌燥"之症，是临床时最难鉴别的症状，如能够参之以舌、脉，则可能更易辨别，可惜廖氏医案中舌、脉常缺。可惜，如今临床，若遇此证，恐无人敢有附子于怀孕之身。

治王姓妇人，年逾二十，得脾肾气弱之证，其人饮食无味，反饱作胀，心气疼痛，子午潮热，常下白带，经脉停滞，心中不安，如盐咬猫抓，莫可名状，诸医用四物滋阴、顺气破血之药治之，不安而病者加剧。延余诊视，即用：

蜜芪二两五钱，焦术L两，附片L两，炮姜L两，蜜泡参五钱，炙草三钱，姜枣引。

另用老蔻仁三钱，肉桂五钱，丁香三钱，为末，和糖，分十二次，合水药服，服至月余，诸症悉除，久服而有孕矣。

按：此案与前案相似，故遣方用药亦同，待阳静而寒去湿散，诸症能速解，但病起于素体阳虚，见效后，宜缓图其阳气，以保胎安。

治一罗姓妇人，年逾二十，得时行痢疾，日久下如桃花脓，又兼赤白带下，五心潮热，大汗不止，反饱作胀，饮食无味，怕风不敢出门，医至四月不效，延余诊视，观前医所用之方，尽是胃苓散、四苓散、五苓、四物汤、生四物汤之类，总以滋阴、分利清热之药，不知此是太少二阴之气弱，宜用：

蜜芪二两五钱，焦术L两，炮姜L两，附片L两，半夏四钱，炙草三钱，姜枣引。

另用老蔻仁三钱，胡椒二钱，花椒二钱，炒，为末，黄糖为丸，分十二次，合水药服，每日丸药服四次，久服而愈。如染外寒，加麻黄三钱，北辛六分，接续服，六次即去。如虚阳上浮，加生地、牛膝、泽泻、前仁，服一剂，或二剂，加药即去，久服自得痊愈。

按： 此案为时行痢疾日久，阳虚不固，痢下脓血，赤白带下；中阳不足，运化失常，故腹胀，食则甚；阳虚失固则汗泄，虚阳外越则五心潮热，阳虚不能卫外，腠理不固，故恶风。因有五心潮热等症，极易误诊为久痢致阴虚内热，痢下脓血而诊为湿热下注。若能于诸症之中去伪存真，抓住关键，自然能直中病证真情，立方下药，方能见效。然痢之已久，治固难速愈。虽曰湿热之邪可能仍存，但正虚已久，只能缓缓图之，方能正复邪退而痊愈。

余用此方，活人无算，不过略叙几案，以为经验云耳。盖此方即附子理中汤，一固脾胃之阳，一补肾中之阳，使中州之气旺则土能制水，而无水邪泛滥之患，加生地、前仁、肉桂、泽泻等药是前贤金匮肾气丸、镇阴煎引火归源之法，盖此法不为轻病者设，乃为世医呼为痨病、难病之证而立也。余非独得之奇，是从古方古法之中，经验之妙也。夫《内经》、仲景之书，分经辨证，何法不备，奈世医者，有救人之心，而无济人之力，总不在根本寻求，每于枝叶摸索，是舍本而求末也。医者，不明阴阳之理，何能分经辨证？每于临证之际，寒热莫辨，虚实不分，焉能起其沉疴哉？余目击心伤，不忍无辜之人，一旦致于死地，良可悲也。试观上古之人，宜用补血之药，愈者极多。于其世人，宜补气之剂而愈者不少，是气运之虚盈不同，因秉气强弱之有异。从来医不执方，合宜而用。兹当下元之世，今人秉气薄弱，毋论男女之病，总属太少二经之气弱，非大补脾肾之阳，不能回阳返本。医者不知因时制宜，圆融变通，何为识时务之俊杰乎！古云：不为良相，可为而为良医。夫六经法明，则根本立；阴阳证悉，而活法生。大凡诊视，必先审察阴阳，诚为医家千古之纲领欤。

按：临证之时，从来方无定方，法无定法，乃以证为变。然万变不离其根本，皆有一定之方法，然后斟酌用之。这一定之方法，便是基于八纲之辨证，以虚实寒热四字为首。而四字临证运用，又变化多端，不可执一症而定，中医之四诊合参、整体观，是临证须臾不离之根本。

治妇女心脾二经气弱得崩证方：

蜜芪二两五钱，焦术ㄥ两，炮姜ㄥ两，附片ㄥ两，炙草三钱，姜枣引。

另用花椒、肉桂、白蔻仁各三钱，为末，黄糖为丸，每服二钱，合水药服。

按：此崩证方，药用温阳健脾益气，其证当为脾阳虚或脾肾阳虚，失其固摄之功，以致血崩。前有"太少二经气弱"之说，此处却出现"心脾二经气弱"，似有所误，同为"太少"，此处为心，彼处为肾，相混则不能理解此方所立之法则。因此，当改为"脾肾二经气弱"。

治白带方：

蜜芪二两五钱，焦术二两，防风五钱，为末，每用三钱，开水调服。

按：此方药用简捷，健脾益气，疏风化湿，对证当为脾虚而湿浊不化，芪术健脾化湿，防风乃取"风能胜湿"之意。

治脾肾或吐血咳嗽妇女崩带方：

蜜芪二两五钱，泡参L两，焦术L两，炮姜L两，附片L两，炙草三钱，姜枣引。

如胞胀另用丁香二钱、蔻仁三钱，为末，和糖随水药服。

按：此方法在前文中所述吐血、咳嗽之时已有记载。其方为温阳健脾而设，异病同治，凡属脾阳虚或脾肾阳虚之症皆可用之，非唯吐血、咳嗽、崩带之病。

第十八篇　治痘论

治痘证，医云宜补气，不宜补血，此语不确。何也？出痘之人，未必尽是气虚，全无血弱。总要气虚补气，血虚补血，方为活法。否则认病不真，焉能治病。其痘科书，分数种之痘，徒使后学无从下手。世之医者，每每按书为凭，而不认理，以讹传讹，误人不浅。世医只知参芪是补药，而用之不当，参芪亦能杀人。用之而当，硝黄亦是补剂。盖有是病，必是用药，方为良策。以余浅见论之，不必分数十种之痘，以乱人心目，总宜分阴阳证，以为治病之本。譬如耕者种豆，豆虽有数种，大约暗久则干坏，雨久则沃坏。豆虽不同，而受害则相同也。此理最明，人所易晓。盖医愈多，而理愈晦。痘分数种，从何治乎？如出痘之人，得阳明火证，宜下之，得少阴寒证，宜温之，病去而痘自愈。故治法，总以阴阳为主。若尔不信，请看有无病之人，天行出痘，不药而愈。古云：阴平阳秘，体我长春。言人气血和平、水火即济则安然无恙矣。要知阴病治阳、阳病治阴，取为切要，此千古不易之法也。

按：此处虽论痘，但其理适于诸病，举例十分恰当。以阴阳为纲，纲举目张，可以让复杂的临床变得有序而易于把握，否则证分数十种，医家临证岂能不昏乱。至于拘于补气，抑或补血，皆不可取。实者硝黄可用，虚者自然用参芪，若必泥于某病必用某法，则失医之大道。水痘一证，由于疫苗的使用，如今已经非常少见，但经常还是可以看到临床上有些散发的病例。得益于如今的卫生条件改善，水痘之病，坏症几无，本人在临床上治过几例轻证小儿水痘，均属风热蕴结之阳证，治疗不难。

余治一痘证，姓江名丁保者，年逾二十，出痘异常。初医诊作疹子，以小便洗之，痘烂及遍身，如火烧起泡之状，臭气薰人，黄水不止，叫苦不休。医已为死证，延余诊视，脉洪大有力，舌胎黄刺满口，渴喜饮冷，口臭气粗，身轻恶热，大便不通，乃是阳明火证，予用承气之法，以四物汤加大黄、枳壳，服一剂而大便通利，改用四君子汤，加花粉、生地，内证悉除，仍服四君子汤，去花粉、生地，外用马草煎水洗，又用草房上滥草，淬晒干为末，铺床上，令病者卧于床上，而外证亦愈。

按：时下中医于急症，已甚是少见。水痘初起，症轻，又无发热，患儿状态不差，确实易与热疹之类相混，故前医仅用小便清热，以为轻病可去其表热。

水痘变化极快，初起其未能及时表散以透热，热入阳明，则里热炽盛，极为凶险。廖氏辨证准确，用药大胆，先用承气之法泻其里热，然其用四物为佐，恐急下伤正？一剂热去，则改用四君子，加花粉、生地黄，则为救急下之伤气阴。其法中规中矩，中病即止，花粉、生地乃滋腻之品，不可久用，点到为止。此为治急病之法。至于其后处理外证之法，如今则可用儿童爽身粉之类替代。

又治一痘证，关姓，出痘者三人，观证俱危，延予医治。二人更延数医，治一人其一人死，而二人得无恙者，其二人之病维何？一病者口渴不止，喜饮冷水，大便燥结，叫苦不休，知是阳明火证，用承气汤下之即愈。一病者，头痛两倒，寒热往来，而呕，乃是少阳半表半里之证，用小柴胡汤去黄芩加炮姜乚两，服一剂，其病若失，接服理中汤，以固中州之气，免生别证。余非别有奇方，惟是认定阴阳之证而已，医者最宜留心。

按："余非别有奇方，惟是认定阴阳之证而已"，此一语点出临床之巧。临证何来名方、验方、秘方之用，一病多证，一病多变，而人亦有不同体质，岂可以一方统一病！上述两例痘证，一例阳明病，固然仍用承气，一例少阳之证，呕多，故以小柴胡去黄芩而加炮姜以和胃，再以理中善后，有始有终。重视病后的调理，一因病之伤正，二因药之伤正，此乃中医之特色，不可失之，尤其是治急证。

又治一罗姓痘证，得阳明火证，发狂乱走，呼嚎甚厉，即用承气汤下之而愈。伊兄出痘，得少阴寒证，舌黑口渴，欲饮热汤，饮而又渴，心痛腰疼如刺，叫苦不休，用：

蜜芪二两五钱，白术L两，土炒，炮姜L两，自制附片L两，炙草三钱，姜枣引。

另用肉桂、蔻仁、丁香各三钱，为末，和糖，分九次，同水药服一剂，腰痛、心疼稍松，惟口渴不止，用丽参五钱，炖水吃，口渴遂止。伊更延医治，谓余用药太热，宜用参、术、芍、归、地、炙草服之，二次，则小便不通，复请余治，仍用前方，急服三次，小便遂通，再加黄芪蜜炙，二两五钱，久服而愈。

按：临证之时，痘证用清透之剂，抑或承气之属，可能大多医者皆能明了。然用附、桂及姜等，恐怕皆畏之如虎狼，因此才有上述医者用八珍之法，寒未去而早用补气补血，徒碍其邪，以致小便不通，误人匪浅。此等只识其病，不辨其证之误，实为临床之大忌，却又是常见之事，奈何！

又治伊弟出痘时，而鼻中出虫，得太少二经之证，即用附子理中汤，加蜜芪二两五钱，另用胡椒三钱，蔻仁三钱，花椒三钱，炒去汗，为末，黄糖为丸，分十二次，和水药送下，久服而愈。

按：此处所载之"鼻中出虫"，蛔虫病否？不得而知。痘为急病，即确诊为太少二经之证，其治与廖氏前法一致。

治一小儿出痘，胆怯怕鬼，要人怀抱，释手则叫怕鬼，此是少阳胆虚，即用小柴胡汤加茯神、远志、竹茹，一剂而康。

按：关于少阳胆虚抑或胆实，一直未能真正理解和掌握，一如温胆汤之强解。按此处痘证用小柴胡汤，当有寒热往来、口苦咽干之类，出现神志不宁之症，加用茯神、远志、竹茹化痰安神，实属对症处理，勿需强用少阳胆虚之说，试想中药何来补胆虚之药？小柴胡汤和解少阳，亦非治胆虚。

治小儿脾胃虚弱，似有病无病之间，手心发烧，日晡一身微烧，或发大烧，若不急治，多成急慢惊风，以为不治之证，方用：

泡参五钱，焦术L两，炮姜L两，附片L两，蜜芪二两五钱，法半四钱，陈皮二钱，茯苓三钱，炙甘草三钱，姜枣引。

每日服七次，或随时当作茶吃，以急服为佳，如有外寒加麻黄二钱，北辛三分，伤食加三楂四钱，炒麦芽二钱，凡加之药，只服一剂，却去前药，久服自愈。

按：小儿脾胃虚弱发热，廖氏之治法，亦如甘温除大热。因其脾虚，故易感外寒、易伤食。因此，廖氏刻意增加两个加减用法，且点到为止，乃是成竹在胸。

余初不知治痘之法，只闻痘有专科，信以为然，后见痘科用药，自始至终，总以发散寒凉之药为主。余思凡治诸证，宜分阴阳之证治之。然痘证，岂能不分阴阳，有是理乎？古云：气旺太过为阳毒，血旺太过为阴毒，宜用热药。夫凉药治气旺者为灵丹，治血旺太过为鸩毒，可不慎乎？更可哂者，于痘收敛后，医者不察病者阴阳虚实，不知补其不足，反泄其有余，取名曰扫毒药，以愚世人，于痘后奚取哉？举世皆然，固不可破其流弊，将何矣底止？余不忍无辜赤子遭此不白之冤，故为大声疾呼曰：凡治病总宜分清六经，而以阴阳证为主，不独痘证为然也。其痘又不可多立名色，使后之学者，临证则望洋莫测也，盖因证辨经，随经施治，寒因热用，热因寒用，诚为千古不易之良法，予岂好辩哉，是不得已也。

按：此一篇中所收痘证凡 8 例（另记载一例病情不明，已佚）。其中阳明实热 3 例，治以四物兼承气法或独用承气法；少阳半表半里证 1 例，治用小柴胡汤；少阴证 1 例，附子理中之法；太少二经之证 1 例，亦用附中理中之法；少阳胆虚证 1 例，小柴胡汤加减；脾胃虚弱证 1 例，附子理中兼二陈汤。其无一例用清热之法，可能与其接诊病例的实际情况有关系，即请廖氏诊治的均为重症、误治患者。观其治法，以辨证为手段，六经为基础，寒热虚实为用药指导，竟是波澜不惊。

岂痘证如此，百病当遵此法，医者临证则自是成竹在胸，以一定之规，对万变之病。

第十九篇　诚菴经验辨证录

余观古有舒驰远[1]先生，注伤寒集云：喉痛一证，有寒痛、火痛之分，言火痛者，内外俱肿，且赤且热，口臭气粗，身轻恶热，此说甚是恰当。言寒痛者，不赤不肿，不作臭秽，此说有误。余常治寒甚者于内，热乘于外，前人谓之虚阳症。而咽喉赤肿，红似桃花，臭秽痛楚者，是寒极而似热，乃假热也。其言不赤不肿，是寒痛之本痛。赤痛、臭秽是寒痛之变证，即用镇阴煎，先服一二剂，其病若失，用桂附理中汤，治愈者甚众，真神效莫测之功也。

按：咽喉肿痛一类病证，临床较为常见，轻者往往为病家所忽略，常谓之上火，多自行服清火之药，症稍缓则不以为病，致反复发作，亦难重视。直至上文所述的重症，慌忙就医。此病急性发作者，多属实热，病程短，病家症重难忍，病虽急，却易辨易治。

---

[1] 舒驰远：名诏，号慎斋学人，江西进贤人。活动于清雍正年间，著作为《伤寒集注》。既然说"古"，提示廖太医距雍正时期已远，这对考证廖太医所处的年代有一定的参考意义。

然即使是慢性者，咽喉亦有肿痛，甚至化脓，非特别心细，经验丰富者，确难明辨为阴症者。廖氏上文的描述无舌脉，仅凭局部症状的一点点特征上的差异，其实临床上非常难以判断的。若舌脉齐全，则其证之假热，亦不十分难辨，此其一。其二，时医凡见咽喉肿痛便认作实热，有滥用抗生素的，有过用苦寒之清热解毒的，往往可得一时缓解而自谓治之得当，岂不知患者因此而反复发作，或缓解而久不愈合，非如此，但见有用温药热药者，视为虎狼。廖氏往往能于此处抓住病机关键，出奇兵，镇阴煎、附子理中丸久用之而取其功。

　　观脾约一证，乃是阳明气实、血虚而兼肺燥之症，宜用四物汤，加大黄、枳壳之类，治之甚良，又何必用阿胶、黑芝麻、桃肉，乃柔弱之品。若无壮热者，方可用之，若兼肺燥肺热者，用之是无益也。余常用黑芝麻、核桃肉捣为细末，用麻油、白糖、蜂调匀，每用一二匙，空心当作茶服饮食吃，每日三次，服后再用开水半杯饮之，专治年老人，胃肺之微热，而大便燥结不通者，用之最妙。若胃肺之壮热，燥结不通，通者宜用前方急润下之。

　　按： 脾约一证，出自《伤寒论·辨阳明病脉证并治》："趺阳脉浮而涩，浮则胃气强，涩则小便数；浮涩相搏，大便则硬，其脾为约，麻子仁丸主之。"仲景谓脾约证为胃强脾弱，胃强为火，脾弱为脾阴之亏，肠失津润而致肠燥便硬。廖氏解释为胃热、血虚而兼肺燥，以四物为底，加用大黄、枳壳之类，药用不同，大意相类，亦无不可。至于老年性之便秘，多因脾津不布，其症虽轻，却也极为麻烦，用黑芝麻、核桃肉等润肠通便而缓图之，亦可获效。

又有年老之人，阳分气弱，命门火衰，手足畏寒，饮食无味，而大便燥结不通，或三五日一次，无关紧要者，宜用肉桂、附片、炮姜、黄芪、焦术、胡椒之类治之。

又有用硫黄、胡椒、附片治之，甚妙。余用此三法分辨之，百发百中。

按："辛以润之"，老年性便秘，稍重者，黑芝麻、核桃肉等缓润之法已不堪其用，当用辛温之品，以补其阳，即温通、温润之法。而时医、病者，多以通便之药，唯图其快，久则必致阳衰火弱，肠道蠕动无力，易成药物依赖性便秘，甚者出现"黑肠病"，此时再医，难上之难。

又崩带一症，诸书治法甚多，用之不效，余常治用补中益气汤。黄芪、泡参、甘草、焦术、当归、柴胡、升麻、陈皮、干姜、附片，加官桂不用水泡。余用此方，见症加减治之，愈者甚众。

按： 崩带之症，证型多样，寒热虚实皆备，见是证便用是方，廖氏此意，却有所偏。大抵补中益气汤所宜，即中气不足之漏证淋漓不尽、带下色白量多如水等。若属血热之妄行、湿热之下注，则非补中益气汤所能加减治之。

古案有痿躄[1]一证，治法概用风药，治之非也，惟东恒、节菴，才合经意，用清燥汤主之。岁值五六月间，湿令大行，子能令母[2]，湿而热旺，湿热相合，而刑庚金，宜用寒凉以救之。燥金受湿热之邪，绝寒水生化之源，源竭则水亏，而有痿躄之症，作腰下痿软、瘫痪不能动履。宜用清燥汤：

蜜芪一钱五分，苍术一钱，白术土炒，一钱，陈皮一钱，泽泻一钱，泡参二钱，白茯苓二钱，升麻一钱，麦冬四钱，当归二钱，生地四钱，神曲一钱，猪苓一钱，黄柏二钱，柴胡一钱，黄连五钱，五味子五分，炙草五钱，水煎服。

余治一姓陈者，年近四旬，陡于孟秋之时，患一身痿软无力，四肢不仁，不能起立。诸医当作风症治之，罔效，请余诊视。乃秋初之时，知是痿症，非风症也。即用古方清燥汤之法加减服之，一剂而能立起，再用四君子汤，加麦冬四钱，去心，生地四钱，二

---

[1] 躄：音 bì，跛脚。

[2] 母：其后当缺"实"字。

剂还原如初矣。世医不明此理，当风症治之，误人多矣。

余按此症，非风症，四时皆有，宜用辛热回阳之剂量，服之即效。惟痿症起于初秋叶落之时，宜用清燥之法治之。经云阳明燥金，反主紧缩风，而成筋缩，故宜辛凉之剂，不宜用辛热之品，真诚言不虚也。

按：关于痿证，中医有痿躄之证与肺痿之证的记载。上述痿躄之证，观其脉症，当属湿热蕴结中焦，上溢下流，肺为水之上源，肺热而肾无所主，致津化无源，湿热下流，浸淫筋脉，则筋无所养，而致四肢痿躄不用。虽曰清燥汤，其用药以健脾化湿为主，清热养阴润燥为辅，但细观其药量，生地黄、麦冬、黄连用量最大，似又可曰润燥为主。然此方之重要，却非在此处。一般而言，养阴之药必助湿，因此在处方用药之际，多慎用之。而观此方，化湿与养阴之剂合用，且养阴多于化湿，能用此法，可能与热之伤阴有关。湿有寒热之分，若为寒湿，必无用养阴之理，而热而伤阴，又湿邪浸淫，筋失津液之濡养，而致痿躄不用，因此用清热养阴润燥之剂以治其标象，健脾化湿以治其本，标本兼治，易于取效。若泥于湿不用润，唯用清热化湿，虽曰法无不可，却有延误病情之虞。

古案论热郁作痛一症，世谓之痛风。每岁湿热流行之际，痛不俱上下，两脚麻木，如火燎之热者，宜用二妙散：苍术二甘水[1]，泔水浸，黄柏二两，乳汁浸，或加牛膝，共为细末，每服三钱，用酒调服，痛甚加姜汁热服。余常用此方加白术土炒，一两，热甚加生地五钱，水煎服，治湿热作痛者，其效如神。

余按湿热作痛，与阳虚作痛无异，何以辨之？湿热作痛，痛处皮肤作红肿，加火燎之状，手不可近，宜健脾去湿，苍术、白术之类服之即愈。阳虚作痛，痛处不作红肿，其色必黑，喜手按摩或行动即安，宜大补脾肾之阳，用肉桂、干姜之类，治之即愈，余屡试屡验也。

按：痛风之病，急性发作时，关节红肿疼痛，尤其以胀痛为主，皮肤肿起光亮，发病急，与一般痹证不同，多为湿热蕴积，文中用二妙散或三妙丸为主，散剂，用量亦不算太大，是否能起到文提到的效果很难说。痛甚加姜汁，可能是取生姜散发之力，痛风与阳虚所致之关节疼痛，区别相对比较容易。

古案陶节菴云：论汗下后，头眩振之欲倒地，及肉瞤筋惕，或大汗后，卫虚亡阳，汗出不止，或下后

---

[1]　二甘水：疑为错书。据前后文意，当为"二两"。

泄利不止，脉来无力，宜湿[1]经益元汤[2]：

大附子炮、人参、白术、炙草、白芍炒、当归、生地、黄芪蜜炙、干姜、肉桂、糯米一撮炒黄，等分，随症加减，姜枣引，水煎服。

余常用此方治医误用汗吐下之药而成坏症，病势垂危，即用此法治之，愈者甚众。此是节菴套仲景回阳之法加减用之，真有神效也。

按：此方组成，取仲景回阳之法，以八珍汤为底，可为温阳、益气、补血之用，甚合伤寒误用或过用汗、下所致之气血两虚、气随津脱之证。上方较《伤寒六书》之温经益元汤略有所改动：无茯苓、熟地黄、陈皮，多干姜、糯米、大枣、生姜。其较之更强于温胃养胃。

陶节菴论伤寒无头痛，恶寒，面赤，微渴，目无精光，口出无伦语，脉数无力，以汗下大过，下元气弱，无根之火，泛上名曰戴阳证，宜复元煎[3]：

---

[1] 湿：当为"温"。

[2] 温经益元汤：出自《伤寒六书·杀车槌法卷之三》，原方为：附子，肉桂，黄芪，人参，白术，白茯苓，甘草，白芍，当归，生地黄，熟地黄，陈皮。

[3] 复元煎：此方不知出自何处，《伤寒六书》无此方，可能方名是复元汤，原方为：熟附，甘草，干姜，人参，五味子，麦冬，黄连，知母，葱，艾。水二钟，姜一片，枣二枚，煎之。与廖氏所载略有出入。

熟附子、干姜、甘草、人参、五味、黄连、知母、白芍、麦冬，姜枣引。方内有葱白、童便，盖此二味，乃发散破血，应宜去之。

余按此方，乃治虚阳外越之症，是节菴套仲景引火归元之法，余常用此法治面赤鼻红，乃虚阳上浮，活人无算，特录是方以为证验。

按：伤寒无头痛，可能提示无寒凝经脉之症，后续诸症，均为伤阳太过，虚阳上浮之戴阳证，此类病证临床上其实比较多见，而往往为人所忽视。由外感而来者，多急，临床少见，如今绝少有此类病症求治于中医，反倒是各种慢性疾病，长期耗损阳气，所致之戴阳证较为多见。患者多见畏寒重，手足厥冷，面色晦暗，神倦，面赤，易上火（如冬季在空调间则面赤如妆，面热难忍，稍食辛辣或熬夜则口腔溃疡、口舌生疮）。该类患者多以上火为主症就诊，而医者亦多以火热证治疗（多以阴虚内热治，少者亦有直接苦寒清火，尤其是部分患者多自行进食苦寒之药如金银花、菊花等以败火），往往短期虚火为苦寒所迫而症略有所减，而以为有功，渐至阳益伤而虚火益甚，反复发作，久不自知。观复元煎，以附子、干姜、人参复其阳，以黄连清其已浮出之虚火，知母、五味子、白芍、麦冬等养阴以回阳，基本对证。本人每于临床之中，以附、桂复其阳（人参太贵，干姜多少还是有些许发散之性，恐散浮阳），再以连、芩、柏、知母等清其浮越之火，颇有奇效。而复元煎之白芍、麦冬似不利此证。

节菴论伤寒，无头痛恶寒，只发大渴，小便大便利，口出无伦语，此内伤血郁肝脾，使人昏沉错乱，名曰夹血症，如见鬼祟，宜用当归活血汤[1]：

当归、赤芍、甘草、红花、桂枝、生地、桃仁、干姜、枳壳、柴胡、人参，姜一片，水煎服，入酒三匙，同服，服一二剂后去桃仁、红花、干姜、桂枝，加白术、猪苓。

余按此方是陶节菴套仲景大青龙、白虎汤之法，治寒邪及热邪、阴阳杂错之邪即愈。余用此方治热结肝脾，妄见妄言之症，服之悉除。

按：当归活血汤出自陶节菴之《伤寒六书·杀车槌法卷之三》，原文为："治有患无头疼，无恶寒，止则身热发渴，小水利，大便黑，口出无伦语。庸医不识，呼为热证，而用凉剂误人，多矣。殊不知内传心脾二经，使人昏迷沉重，故名挟血如见祟。"正如廖氏所言，此证当为气郁血瘀，瘀血内攻，使人神志错乱不已。方中用桃红四物汤为基础（无川芎）活血祛瘀，而以柴胡桂枝干姜汤辛散疏肝，属正治之法。此所谓夹血伤寒，其症虽见发渴，必渴不欲饮，或但欲漱水

---

[1] 当归活血汤：出《伤寒六书·杀车槌法卷之三》，原方为：当归，赤芍，甘草，红花，桂心，干姜，枳壳，生地黄，人参，柴胡，桃仁泥。

不欲咽，为瘀热，其热必随瘀散而解，故不必加用清热之品，且清热之药苦寒，不利舒肝解郁。廖氏解此方为陶氏套用仲景大青龙汤和白虎汤之法，似有不妥。

余治一女人，患发渴不止，如见鬼祟，口出无伦语，请余诊视，即用当归活血汤，二剂而康。

又治一钟姓男子，年逾三十，见人即作揖，口言眼见阴曹，恶鬼无数，甚是骇人。延余医治，即用当归活血汤，三剂而瘥。

按：此二病例，无舌脉，非经验丰富者难辨，其于舌象，舌质当暗或有瘀点，脉象涩而不畅等。以经验来辨证，于后学者无益，若能四诊资料齐全，方为辨证之法。

余治小儿出丹，头面红肿，周身红子如豆大，腹痛难当，手不可近，叫苦不休，宜用防风通肾[1]散：防风、大黄[2]、赤芍、薄荷、当归、川芎、甘草、白术、栀子、连翘、芒硝、大黄、桔梗、麻黄、荆芥、滑石、石膏，姜枣引。

余按此方，要太阳有表邪，阳明有里热，用之甚是恰当，算谓余只会用姜附，盖有是病，必有是药，

---

[1] 肾：当为"圣"字之误。
[2] 大黄：当为"黄芩"之误。

总以仲景六经、三阴三阳之法辨之方有准则。

按：每读"算谓余只会用姜附"，总是会心一笑，本人亦是常感"只会用附桂"。正廖氏所言，"盖有是病，必有是药"，所谓临床各家，各种学说，皆不全之说，临证对病，其病必为一定之证，岂依医家之流派而有变化？学者依一定之法则而学，才能日益其学，否则今日此法，明日彼法，莫衷一是。

眩运[1]一症，乃真阳不足，上气喘急，自汗息短，虚极如坐舟车眩晕，手足厥冷，脉沉细无力，宜参附汤：

人参五钱，大附子五钱，生姜一块，水煎热服。

又体弱阳虚之人，一时为寒所中，口不能言，眩晕欲倒，手足厥冷，宜姜附汤：

干姜一两，大附子去皮脐，一枝。

每服五钱，煎水温服。

如血虚眩晕，用芎归散：

川芎、当归各等分，水煎服。

按：眩晕一症，病机较为复杂，有颈椎病、脑血管病、内耳病证（包括梅尼埃病、耳石症）等等，临床确实有真阳不足为患者，若论皆为真阳不足，则有以偏概全之虞。比如耳石症，其所致眩晕，每于体位

---

[1] 眩运：即"眩晕"。

变化之时急性发作，而患者并非全是阳虚之候。对于这种疾病，如果不结合辨病，论治颇难。廖氏在后两段文字里亦提出了寒邪外袭、血虚之眩晕，便是明证。

景岳大温中饮治阳虚伤寒，四时劳倦，受寒疫阴暑之气，身虽炽热，夏月亦畏寒喜热，寒邪不能外达等证。此元阳大虚，正不胜邪之候，宜用此方，乃温中散寒之剂也。

熟地、白术、当归、人参、炙草、柴胡、麻黄、肉桂、干姜，阳虚加附子。

余用此方治本气虚寒于内，热邪浮散于外，或头面红肿，目赤口咽干，或遍身起泡，或夏月畏寒喜热，而有表邪，服纯阳之药不效者，宜服此方，一二剂，再服桂附理中汤，随证加减之，即愈。

按："服纯阳之药不效者，宜服此方"，强调此为有外邪在表，如单用纯阳，则表邪不散，大温中饮中以参、术、归、地益气养血，桂、姜、附回阳，两组药物共奏大补元阳之功，再以柴胡、麻黄以散外邪，攻补兼施，待外邪已去，再以桂附理中丸收功。

理阴煎，此理中汤之变方也，加附子名附子理阴煎，加人参名六味回阳饮。凡真阴不足，素多劳倦而感寒邪不能解散，或头痛发热，或面赤舌黑，渴而不喜冷，或背心肢体畏寒，悉是假热之证，若用寒凉攻之必死，宜用此方以温补托散，不攻而解。仲景温散，首用麻黄、桂枝二汤，余之温散则用理阴煎及大温中饮，一从阳分，一从阴分，逐外托内，两温散之妙也。

熟地、当归、炮姜、炙草，或加肉桂。

余用此方治阴寒腹痛，或子午潮热，或上半日及上半夜发热难当，乃阴分有邪热而不甚者，毋论男妇小儿，凡有此证，宜服一二剂，俟热退为止。即用桂附理中汤，久服自愈。

按：理阴煎，亦为张景岳方，养血之中加炮姜之温，其方药性较为温和，正如廖所言，从阴分托外，适用于素体阴血亏虚而略感风寒者。此方以扶正为根本，以取正胜而邪退之功。如气阴两伤较为甚者，则可加参、附而成另外两方，大致处方思路相类。

镇阴煎，治阴虚于下，格阳于上，则真阳失守，血随而溢，以致吐血，手足厥冷，六脉细脱，危在顷刻，速用此方，使孤阳有归，则血自安也。

熟地、牛膝、炙草、泽泻、肉桂、附片。

余照此方，用肉桂一两，附子一两，熟地二两，加车前子四钱,捣破，以前药味同煎，候冷服之，外用生附子二两，为末，用开水调服敷足心，俟卧时敷之，再用火烤热，至次早去之，治一切虚阳上浮，头面红肿，牙疼咽肿，或吐血衄血，咳嗽等证。初服一剂，再服桂附理中汤，加黄芪。或肺气弱而兼肺燥者，宜加丽参，服之即效。

按： 阴虚火旺之轻证，即见五心烦热、潮热盗汗之症，重则阴阳相格，阳气浮越，失其镇守之功，血随溢脉外，故其症以上焦吐血为多见。所以镇阴煎重用熟地黄二两育阴，景岳原方用附、桂仅几分，或一二钱，取其"阳中求阴"之意，则"阴得阳助而生化无穷"，阴满而阳复其位，阴血自固于脉中。以牛膝引药下行，而泽泻防滋阴之滞。此系仲景肾气丸之变法而已，应对具体病证，其用药更为精练。

余按大温中饮，是景岳套仲景大青龙之法[1]，乃为温中散寒之剂而设。镇阴煎是景岳套仲景阳八味之法，乃为格阳于上、引火归元而设。理阴煎，治阴分中有邪热而子午潮热者而设。此皆仲景治虚阳上浮之古法，景岳变易改作用之。近代有陈修园作《新方贬》，谓景岳大温中饮全无理法，不可用也。余常用此三方，见症施治，活人无算。故经云：高者抑之。病在上者宜导引下行之，下陷者升而举之，病在中者宜和解之。此岐轩、仲景千古不易之良法，而以古法治今人之病，加减用之，令后人亦连前人之法，有何不可？景岳云仲景犹所未及，故制此方，有云胜致雨之妙。乃是画

---

[1]　大青龙：如后文所说，大温中饮乃为温中散寒之剂而设，此处当为小青龙汤法才适合。

蛇添足，自逞其能也。陈修园不明《内经》之旨，又未经验是方，而乱贬者，是造业无涯矣。凡用仲景六经，先明阴阳之理，心领神会，得心应手，其神效不可胜言哉。余治多人，难以尽述，略举几案，以为辨验云。

按：观大温中饮、镇阴煎、理阴煎之药，窃以为镇阴煎最妙，深得仲景肾气丸之妙。而理阴煎则功力稍欠，仅适合于体弱外感之轻证，因其发散之力仅炮姜一味，而大温中饮则堪体虚外感之重用。关于陈修园批张景岳批大温中饮一方，录于其下，以飨读者。

陈修园曰：仲景一百一十三方，只炙甘草汤用地黄，以心下悸、脉结代，为病后津液不足用之，若初病邪盛而不用也。用人参有数方，皆汗、吐、下后取其救液，或温药中加此甘寒之品，以剂和平，若初病邪盛亦不用也。即太阳篇中新加汤有用人参法，特补脉"沉迟"二字，以辨身痛不是余邪，乃营血凝滞作痛，故以人参借姜、桂之力，增芍药领入营分以通之，所谓通则不痛是也。且又别其名曰"新加"，言前此邪盛不可用，今因邪退而新加之也。病不由于水湿及太阴者，不用白术；病不关太阴吐利、少阴厥者，不用干姜；病不关于厥阴者，不用当归；病不涉于阳明中风及太阳转属少阳者，不用柴胡；病非太阳实邪无汗者，不用麻黄。圣法严密，逾之多坏。景岳未读仲景书，混以归、地补血，参、术补气，甘草和中为内托法；混以麻黄大发汗，柴胡轻发汗，姜、桂温经发汗为外攻法，竟以想当然之说，饰出"阳根于阴，汗化于液，云腾致雨"等语，大言欺人，以乱圣法。景岳真医中之利口也。

看古人隔空学术之骂，皆因学术，各执一见。骂虽骂，看其文字，推崇的都是《内经》《伤寒》之根，学术之异，异在对经典的理解，各有千秋。张景岳、陈修园皆是深耕经典前辈，廖氏对经典的研习定然也不差，三位皆为临床大家。观景岳新方八阵，多有新意，这点陈修园也并非一概而批之。镇阴煎出自肾气丸，可能临床实用性更强，而肾气丸则如一明灯，照耀四方，其当为规矩。陈修园批景岳，主要在一些用药上面，如大温中饮，斥其用地、归之不当，仅仅是单纯的理论之争，如临证时，血虚外感，养血祛风怎能算错？一如廖氏所说，临床多用之而效验，岂可单纯就理论上去驳斥之？理论的正确与否，最终的验证，还是在临床疗效上。不过，经此一驳，学者学术观点更为明确，学者倒是更易理解，学术争议，还是有利于学术的发展的。

余治一陈姓者，患遍身起白泡，如粟米黄豆大，又似小儿出豆[1]之状，腰间又起一转白泡，如蒲桃大，

---

[1] 豆：即"痘"。

俗呼为缠腰丹，痛楚难当，叫苦不休。请余诊视，知是少阴，阴极而生热也，即用大温中饮，服一剂病去一半，再服理中汤，加肉桂六钱，附片六钱，麦冬四钱，熟地六钱，当归四钱，服二三剂而康。

按：依文中所述症状，这个病例应该是带状疱疹。该案四诊资料不全，仅提到起疱疹和部位，无法据此进行精确的辨证，观廖氏之法，似认为凡带状疱疹均属少阴之证，为阴极而生热，以一法统治一病，似有以偏概全之弊。然综观其用药，大概集肾气丸、八珍汤之温补，外透用麻黄和柴胡，一剂而病去其半，共四剂而痊愈，真是奇效，叹为观止。患者当属阳虚兼气血两虚之体质，感染外邪而成带状疱疹之病。从现在医学来看，带状疱疹的发生，除病毒感染的直接因素之外，其发病与人体在发病阶段内免疫功能突然下降有关。如果从此角度来，其法有理。但临床上单纯湿热流注者亦不在少数，仍需仔细辨证，不可一证以概之。

治一赖姓者，患头面红肿，目赤咽干，往来寒热，诸医呼为大头瘟，用小柴胡汤、人参败毒散之类治之，不效。请余诊之，察其人本气虚，寒于内，热邪浮散于外，宜用大温中饮，服一剂后，服桂附理中汤，三剂而头面全消矣。

按：从廖氏处理此病例（包括上面的带状疱疹）

的思路上看，辨证论治为其首选临证之法，故遇此病，廖氏并未就其属何病而细辨，而是察其虚寒于内，热浮于外为其病机特点，故以大温中饮治之，一剂而后改服桂附理中汤，正是扶正为本，正胜邪退之法。能如此快速获效，辨证精准，确为重要。

治一姓罗者，患咳嗽不止，吐血痰涎，臭秽难当，诸医认作肺痈、肺痿之症，用阿胶、生地、鹿茸、龟胶等药，及清离滋坎汤、天王补心丹滋阴降火之类治之。罔效，请余诊视。六脉微细无力，其人目赤面红，舌苔红嫩，如桃花色，知是虚阳症，而兼肺热，非肺痈也。病者问余治否。答曰：能治。从旁一人曰：此病若能治愈，我与你立一铁碑。予诺，即用镇阴煎，三四剂咳嗽止，而痰不臭，再服理中汤加附、桂、黄芪、甘杞，另用丽参炖水当作茶吃，服至月余而全愈矣。余用此法，治虚阳上浮之证，愈者甚众，难以细举，略叙几案，以验之。

按：镇阴煎沿袭八味肾气丸之法，名为镇阴，实乃回阳潜阳。阳虚而浮之证，临证实难把握，而此证误治甚多。而一旦准确用药，其效如桴鼓。虽属咳嗽，其病乃因阳虚，虚阳上浮，灼伤于肺胃，至咳、吐血之症。镇阴煎以附、桂、地阴中求阳，牛膝、泽泻引药下行，则阳虚得复，浮阳得潜，上焦之热退而气血静。廖氏习用此法，可谓得景岳镇阴煎之真谛。吾虽之前未知镇阴煎之方，亦曾用此法治愈一反复高热发作三年之小儿，因对病证把握之能力稍欠火候，竟使服药三月，才得效应，可见临床经验和理论基础均需十分的功底，才能运用自如。医道其途甚远，漫漫求索。

予治一病者，本脾肾二经阳虚之症，每用回阳之药，治之即效，怎奈伊是富豪之家，医不离门，还有在伊家坐守待治者，予故推我只能治伤寒，不能治虚证，某某之贵恙，还望诸公高见，方能治愈，以免医者怨恨于我。俟后医者，用补中益气汤、六味地黄汤之类治之，病者加剧，忽大便下血，盈盆，约如杀猪血一般，肛门生疮，如鸡子大，大痛苦难当，诸医计穷，定死无疑。延予在家诊之。六脉沉细无力，察其气血色，幸舌未卷耳未聋，只言耳鸣，及小便并肛门疮痛楚甚，势须危急，尚有可生之机，予知是太、少二经之气弱，不能统血，故有此症。即用肉桂二斤，炮姜二斤，附片二斤，贡术土炒二斤，老叩王[1]L斤，炙黄芪二斤，智仁四两，盐水炒，用大沙锅将药入内，煎好，每日昼夜服十二次，每服一红花碗，倍用肉桂，再加红花、苏木，服一剂，小便不痛，仍用前药，接续服十日而愈。

---

[1] 老叩王：当为"老蔻仁"。

余按此证乃太少二经气弱不能统血，余用仲景回阳救脱之法治之，百发百中。时下有《寒温条辨》[1]之书，谓大小便下血，热药概不可用，与夫《伤寒集注》[2]云，厥阴有纯阳无阴之症，上攻而为喉痹，下攻而为便血，宜用黄连、阿胶等药治之，不效。余常治喉痹，与大便下脓血等症，即用安桂、炮姜、附片，药服至愈为度，余用此回阳之剂，治纯阴之症，治愈者甚众。总要认定阴症、阳症，才能药到病除。莫谓大便下血，执而不敢用回阳之药，误人有不可胜数也者。

按：廖氏此段按语，特别强调阳虚虚热为患之理，不仅可成咳吐之血症，下血亦可由此而起。因为药用非止其大热，其量亦大，因此强调辨证准确的重要性："总要认定阴症、阳症，才能药到病除。"上述便血之症，出血量极大，而用量则为一派温阳之品，量亦极大，时间较长，竟自痊愈，非胸有成竹，不敢用此雷龙之药。观此症，忽然想起曾经治疗过一例癌症老人，亦是便血不止多时，身体羸弱，虽然辨证准确，用法基本与廖氏相似，患者下血之症几近痊愈，然则心下实无有廖氏之神手，虽用附、桂、辛，用量却不及其

---

[1]《寒温条辨》：全名为《伤寒瘟疫条辨》，清代杨璇所著，成书于1784年。
[2]《伤寒集注》：全名《舒氏伤寒集注》，作者为清代舒诏，喻嘉言再传弟子，其书刊于1750年。

半，患者服药月余，下血方减，后续反反复复有少量便血，竟不能终止。年余，老人终因体弱不敌冬至之寒而西归。每每想此病例，心下极叹为医之难，为医之苦，怎能不时时精读细研！另外，此案服药方法，亦需借鉴，日服药12次！迄今为止，本人在临床上也只是在治疗外感病时，方嘱患者日服药不拘次数，但以汗出为度。而内科之证，却未能领悟此法，故当需其中细细参研。

又治一杨姓者，乃教书人也，好酒，得小便下血之症，医用清火分利之剂治之，病加剧。又用大黄、芒硝、滑石等药治之，下血如桃花脓之状，臭不可闻，俗呼为赤浊症，又用四苓散、八正散，越将正气损伤，卧床不起，心中苦楚，莫可名状，如死人一般，医以为不治之症，请余诊视。此是三阴经证，宜用仲景理中丸与东垣补中汤二方并用，倍加桂、附，另研老蔻仁一钱五分，益智净仁，三钱，西砂头[1]一两五分，为末，和糖为饼，合水药吞服，每日服十二次，服至三十剂而愈。

余按此证是三阴经阴症，宜用回阳之剂，服之即愈，若再用前药清热分消之剂，耗散正气，命在旦夕，则不可救矣。药纸包枪，死则必速，真庸医也。

按：此一例为尿血之症，患者有嗜酒之习，时医

---

[1] 西砂头：可能就是砂仁。

可能因此之误而辨为湿热下注之证，投之以清利之剂，而未曾细辨患者其他症状，置其阳虚之体不顾，导致误诊误治，徒伤阳气，竟至病重不起。观廖氏用药，方中倍加桂、附以回阳，另有燥湿之品，日服12次，可见其有因寒生湿之症。

余治一廪生颜姓者，患小便下血，腹痛难当，其人家最豪富，医过百余，已为不治之症。有荐能医者三人，病家问谁人高手，荐者曰：某二者衣冠文礼，却与井厂风俗合宜。若论医道，不及廖某精通，但廖乃古貌古心，颇有岐黄妙术，性好静养，不能出外，命子到彼求治。请余诊视。六脉沉细无力，知是太少二经之症。余即用回阳之剂，三付，叫伊依法服之，自有效验。伊到予翰林叔父院中养病，服此三服，病去大半，病者喜曰：真妙手也。予叔公谓曰：我侄孙与人疗病，素不开方，若能信实无疑者，依法服之，包管痊愈，真有神妙莫测也。叔公又谓予曰：观伊病势，去之大半，可开方与伊，久服定然无疑。予转思，若不开方与医，恐伊疑予有索财之意，方用：

安桂二两，炮姜二两，自制附片二两，甘杞一两，蜜芪一两，焦术五钱，姜枣引，糖调候冷服，每日服九次。另研老蔻仁一钱，益智仁二钱，和糖，分九次服，九服自得全愈。

予又叮咛曰，此方只合贵恙，不合时医之方，总

115

以全愈为度，不可间断，若改别方，定死无疑。伊比诺去，后服月余，病去八九。遇有一医者，以薛氏医案之书为证，云服热药，当即见效，久服附子毒发，一身开裂无法治矣。病者信之，医用丽参切片炒黑，云能补肾，又以寒凉滋阴等药，医在坐守治之年余，忽头痛如劈，大汗如雨，以成亡阳之症，复请予到伊家诊视，知是少阴真阳浮散无归，以成脱症，真死候也。予设谓病者之父曰：请某医商量，斟酌立方。医者避予谓曰：我医年余，诸症已去，今忽头痛，服药不效，想是前服热药太过，病根由此而出。予闻言大笑，真糊涂无知之辈也！况病家与医家，乃修丹炼汞，旁参曲径之士，应宜拨阴取阳，采取升降得法，才能归根复命，又不得真传实授，浑是一团阴气，又用滋阴降火，火种已绝，而不死何为！

余按大小便下血并蓄血等症，六经本属太阳腑症，宜用五苓散、桃仁承气汤、抵当汤之类治之，每多不效。余用仲景回阳之剂治之，神效莫测。若热结膀胱、蓄血等证，五苓散宜之，病属太少二经，吐血、衄血及大小便下血、蓄血等症，应用回阳固脱，不宜滋阴降火、清热分利之剂，是何益也。

按：此案算是一段医林公案，读后实在令人唏嘘，发人深思。自古医林中类似医者不少，不能责其学医不用功，实在临证能力差，泥古，套用前人所谓经验，害人匪浅。观此证，廖氏治月余而病几痊愈，后服方年余，而成不治之证，岂能不令人感慨。尤其之后之狡辩，堪叹！患者初见小便下血，腹痛难当，在廖氏之前应该治疗已久而未有向愈之迹（医过百余），然后才延请廖氏诊治，见其六脉沉细无力，当为阳虚不固之下血症。出血一症，一般医者多以对症处方，治以凉血止血之品，或亦有益气止血之用，而敢用温阳回阳之法者，十难一二。其实中医之临证，说难不难，止辨证论治一词耳。而辨证基础，当知阴阳之变，医者多见病而治之，辨证时时成为装饰！此案中之医，自以为精于医，又能引用前贤之例，而不论患者之变，误治而却不能自知，岂是一叹而已！并非疾皆由阳虚所致，而是此等阳虚不固、阳浮而热之证，需通晓阴阳之变，否则最易误诊误治。而其正治之法，多用附子之属，世医多因其毒而不敢多用，岂是不敢用，是不明其医理所然。此案亦可以细细品味一下：不信医者不治。另外读至"恐伊疑予有索财之意"，亦是会心一笑，医道之难，古今同类。

余治陈姓健汉，得阳明实症，患小腹远脐疼痛，手不可近，昼夜不眠，叫苦不休，即用大承气汤一剂，服之，其病若失。又治阳证似阴，患大便不通，一身冰冷，不欲近衣，昏睡不知，不言不语，呼之不应，问之不答，诸医尽用十全大补汤、补中益气汤、大补元煎之类，治之不效，请予诊视。六脉沉实有力，人虽肌瘦，起立却易，人虽见阴症，情形却是阳症似阴，即用大承气汤，服之即愈。

按： 阳明实症之轻者，临床辨证不难，治亦不难。唯其实邪结于中，上下不通，阳气不运则有典型寒象，唯四诊合参，于四诊处多用心，自然会发现其根所在。此一例阳证似阴者，即从脉象（沉实有力）中找到病由，大便一通，阴阳顺接，豁然而愈。本人临证亦时有用大承气之法者，患者服后，便溏之症却消，皆因湿热得去使然，中病即止。然时下临床之势，门诊之时予三两帖药极难，因此时时不敢处以适当剂量，奈何！

治一阴病似阳之症，其人因行路劳伤正气，口干舌燥，目热赤红，口唇起壳，小便赤热，涩痛难当，医用大黄下之，服至三剂，下痢不止，大小便如火烧刀割之状，痛楚难当，叫苦不休，诸医当作阳症治之，卧床不起，人事昏沉，目中见鬼，心内不安，命在旦夕，已为不治之症。请余诊视。六脉细数无力，喜无雀啄、虾游之象，病虽沉重，尚有可治，但服药不记日数，总以见效不死而已，但病家原信服于我，任余调治无疑。即用：

安桂二两，炮姜一两五钱，干姜五钱，自制附片一两，花粉一钱，胡椒三钱，冲破，蔻仁二钱，冲破，姜枣引，用糖调服。

每日服一剂，当作茶吃，服至十余剂，病退十分之三，又加甘杞二两，又服十剂，病退一半，仍照前方加蜜芪一两，焦术一两，每日服一剂，服至六十剂，又云一身作痒，诸医谓中附子毒、热药太多之过。予曰：非也。气虚阳微，阴盛凉药太过也。故经云：气虚作痒，血虚作痛。此千古岐轩之言，非妄谈也。但此病将愈之时，还要一身作肿，必不畏怯，服至百剂，果周身发肿，甚是骇人。请予诊视改方，予曰：不可，仍照前方服之，其肿自消。若改用时医之方，用五子、五皮、黑白丑牛、商陆之类，治之定死无疑矣。予用仲景回阳之剂，无不应手而愈。

按：看此案，确实为廖氏惊出一身大汗。从所述症状看（第一次未述舌脉），确实可以看成是阴伤而火旺于上，旅途劳累，伤阴亦属有理，其所述诸症，亦可往阴虚火旺上解。医者用承气，实属误治，大下之必然伤阳，当时肢厥、脉虚数之象，当为误治而致伤阳之证，又因久行伤气，气伤亦为其本，加之大泻伤阳，而致阳虚之证，故当守回阳。观廖氏之方，附子加姜椒之类，感觉其用太多，此时虚热、阴伤之症亦当十分明显，久服不可专顾阳虚，虽然方中有所照应，但仅花粉一味，量亦较轻，故其后出现肤痒、身肿当由此而起，所以此病例服药时间较久，如果不固守回阳一法，而稍用阴中求阳之理，则可能病程缩短，肤痒身肿之症或许可免。然细观其服药之法，却是再次叹服：每日服一剂，当作茶吃。

　　予见一李姓者，亦因行路劳伤正气，目赤目热，小便赤涩，热痛如火燎之状，医作阳明里证，用大黄、芒硝，三剂而毙。又见一少年，因考试归家，行路劳伤正气，汗出如雨，小腹痛如锥钻一般，喜手重按之稍松，明是阴症寒痛，医误认阳症，用大黄、芒硝服之，一剂而毙。

　　按： 接前一例病案，此类久行者，其病当属气阴两伤，治则治用益气养阴之法，切不可因其阴虚燥热现于外而不见其虚之本，误用下法，徒伤其阳，轻致病重，重则阳竭而亡。临证之时，岂可不细辨。上一例，如无下法之误，其治当用益气养阴之法。最后一例病案则确为阳虚，因其病得之于久行逢雨，阳虚乃是显然之象。由以上三例病案，想起当下时髦的长跑、越野跑、铁人三项等运动，本人体质虽不曾胜任这些运动，但是时时旅途中，亦有长时间运动的情况。对于这种情况的中医处理方案，当以益气养阴之法，方能预防运动造成对身体不利的影响。中医应该在运动饮料方面有所作为，才于参加大量体育运动、旅游爱好者有益。

　　予常治小腹痛如锥钻之状，并汗如雨，即用：

　　硫黄四钱，胡椒六分，为末，作一次，用烧酒送下，痛即止，再用肉桂、附片、炮姜、花椒、胡椒之类回阳之药，服之即愈。夏月常多此症，若服误下之即死。

　　按： 痛如锥钻，乃阴寒内盛，经络拘挛所致，故温熨、温散均可以用，此类病症不易误诊。文中所述"夏月常多此症"，乃多因避暑过寒所致。

予常治行路劳伤正气，目赤目热，小便赤涩等症，用：

生干姜五钱，炮姜一两，自炙附片一两，安桂五钱，姜枣引，糖调服，温热服之即效。若人气实者，宜六一散，甚良。若气虚者，服此误人甚速矣。

按：此案与前几案均为旅途劳顿后所出现的病证，从所述症状上看，均为上下有热，至于虚实，却无他症支持。但从此处所载"若人气实者，宜六一散，甚良"，正说明廖氏所述之虚阳证，患者必有虚弱在前，旅途劳顿在后，若有此等记录，本案才算完整。若无虚弱在前，见此等病证，当然为实，故六一散导热下行即安。"若气虚者，服此误人甚速矣"，可见准确的辨证非常关键。看至此处，方觉病例完整性之重要，否则徒让后学者茫然不知所措。

余按阳明实证下之即愈，有阳症似阴者，见效即易过，一二剂而已。若阴症似阳，见效一[1]在三四剂，或五六剂。若要还源如初，服药不可定数，看人虚实服药，以全愈为度，或三月五月，不能拘定也。

---

[1] 一：当为"亦"。

按：临证之时，寒热虚实之真假最难分辨。其真者，药至而愈，见效甚速，愈后无所苦；其假者，不仅其证难以分辨。若是辨证准确，用药精专，取效亦不难。然其正气之复，则非一时能愈，需缓缓求之。实邪易去，正虚难复。

予观古法，有舒驰远者，治一妇人，患寒热兼作，口苦咽干，头痛不欲饮食，眼中常见红影动，其家以为雷号。舒曰：非也，此少阴[1]胆邪，溢于肝经，目为肝窍，热乘肝胆而目昏花也，宜用小柴胡汤加当归、香附，数剂而愈。

按：此证记载全面，典型之少阳证，小柴胡汤药证相符，用之则效。

又治一小儿寒热往来，每夜梦惊叫而醒，爬在人身，且哭且怕，此是胆虚热，用小柴胡，去黄芩，加茯神、远志宁心安神，竹茹开郁，琥珀安魄定惊，一剂而愈。此是前人之医案，以作证验。

按：此患儿少阳证兼神志不宁，小柴胡汤加减十分对证。此处所言"胆虚热"，一如温胆汤之"胆寒"，此类证候，如何辨证？所谓肝胆湿热，几乎与肝经湿热一致，而胆虚热则如何确实其症？温胆汤主症为胆怯易

---

[1] 少阴：当为"少阳"之误。

惊，头眩心悸，心烦不眠，夜多异梦；或呕恶呃逆，眩晕，癫痫；苔白腻，脉弦滑。如何从胆寒来解释？从用药上看，亦只是宁心安神，从病证上看，小儿乃发热引起的心神不宁，着实迄今不知胆虚从何而解。

予治一妇人，无故袖中常藏一绳而欲自缢，呼之不应，问之不答。此是肝胆之热邪，有玉[1]结之气，用小柴胡汤，加香附、玉金、姜黄，服之即愈。予常遇此三者之病，用前人之古法，百发百中。

按：仅从患者自杀倾向和神情就断为肝胆之热，似为不妥，后面说郁结之气则为真实病机，如果没有确实的热证支持，小柴胡汤中黄芩似不必用，而且服之即愈亦有夸张之嫌。忧郁证起病非止一二日，病因多样，辨证容易，治疗不易。

予常治三阴阴极之症，见鬼怕鬼者，皆因为之正气衰，而阳虚阴盛也。古语云：纯阳为仙，纯[2]为鬼，半阴半阳为人。病者不怕人，不怕仙，而独言怕鬼者，乃阴之至阴也。宜重用回阳之剂，干姜附子汤、四逆汤之类治之。予常用：

干姜五钱，炮姜一两五钱，附片二两，安桂二两，甘杞

---

[1] 玉：当为"郁"之误。下同。

[2] 纯：其后少一"阴"字。

一两，姜枣引。

糖调，每日服九次。若虚阳上浮，加熟地一两，当归五钱，白芍三钱，服一二剂，仍照前方。如无虚阳症，则不加熟地等药。若阳旺太过，目中见鬼而不怕鬼，常多怒骂，不避亲疏，或去衣而走，登高而歌，此乃阳盛阴虚之症，宜用承气之法，加减而下之。

按：此证属心肾阳虚，心神不宁，见鬼者少，而恐惧之症多见，如焦虑恐惧，多属此例。本人于临床之中，凡见恐惧之症，心肾多阳虚，重用附子、桂枝，稍加安神之品，总能见效。如见虚阳上浮，轻则如廖氏之加当归、生地黄，重则加黄柏、知母、鳖甲。

余按少阳耳聋，喜呕，往来寒热，口苦咽干目眩，乃邪在半表半里之际，宜小柴胡汤，以和解之，诸书皆然。予见《舌诀》亦云：凡舌胎白者，邪在半表半里之间，为阳症，宜小柴胡汤治之。予常治耳聋，其舌必黑，甚则舌卷，重用回阳之剂，治愈者甚众。若用小柴胡治愈，凡希矣。试观《景岳全书》云，耳聋舌黑之证，亦有数案，凡治愈者，皆回阳之剂，非小柴胡汤所宜也。凡耳聋舌黑，命在旦夕，总要分阴阳之症治之，杀人救人，只在此际。如少阴证有耳聋，少阴属肾，为水，为坎，为耳，此乃水邪泛滥，非回阳之剂以温暖之，则不可救也。如病在阳明，亦有耳聋。故经云：火土熬干壬癸。宜大黄、芒硝急下之，以救肾水。阳明少阴皆有耳聋舌黑，何以辨之？阳明耳聋舌黑，芒刺满口者，其人口臭气粗，喷热如火，身轻有力，声音响亮，起立即易，急宜下之。少阴耳聋舌黑，亦起芒刺，其人口臭气微，不热，身重无力，细语呢喃，声低息短，起立难动，宜回阳之剂以温之。总以分别阴阳之症治之，乃为良法。凡见耳聋，皆云少阴[1]症，专以小柴胡汤为主，非所宜也。如肝胆经病甚者，或目见红光，或怕雷击，或怕神鬼，皆肝胆之病。夫肝胆属木，《易》云：震为龙，为木，为雷。凡病者，畏雷击，皆肝胆有寒邪也，宜小柴胡汤加龙胆草之类，治之即愈。

按：岂耳聋独需如此辨证，凡病皆应如此辨证。所谓"五脏六腑皆令人咳"，耳聋之症亦是如此。中医之根在于辨证，一病常有多证，不可一概而论之，否则就成辨病论治。中医"治病"药少，药以气味对证。一病一方，非中医所宜。一证一方，则为中医特色。此案所载之耳聋可能是耳鸣，少阳证少见，而临床上中气不足、肝火上炎、肝阳上亢、心肾阳虚者较为多见。

予治一病者，年遇五旬，素好饮酒，忽于四鼓之后，偶得昏沉之疾，遗尿失禁，呼之不应。请予诊视，脉细无力，知是太少二经阳虚之证，即用：

熟地一两五钱，炮姜一两，干姜五钱，肉桂一两五钱，

---

[1] 少阴：当为"少阳"之误。

生附片三钱，细辛一钱，炙草一钱，姜枣引，水煎和糖调服。

其人牙关紧闭，用竹筋头雕开[1]口灌之，约半刻，吐出涎痰，人即苏醒，又接续[2]服四次，至下半日[3]，自言一身酸软疼痛，心中不安，目中见鬼，塞满一屋。服一剂后去生附子、细辛，加枸杞，另研老蔻仁一钱，和水药服到月余，方能起床，再加蜜黄芪二两，焦术二两，又服三十剂，其人还原如初，而全愈矣。

按：此乃典型阳虚之证，重用温阳药，其妙更在熟地黄之用，此不离仲景金匮肾气丸之法，亦即景岳之"阴中求阳"。此法本人在临床中亦是多用，效用极妙。

予治一程姓者，年逾四旬，好饮酒，至秋天患一身软无力，不疼不痛，不寒不热，卧床不起，起则欲倒。请余诊视，此乃痿症，古云：秋时百草痿枯，故有此症。宜补肺气、清肺热方可，如用回阳之药，则无益也。即用天冬、麦冬、生地、玉竹、桑白皮、泡参、黄芪、黄芩、黄柏、生知母，服一剂其病若失，接服四君子汤数剂，免生别证，予屡试屡验也。

---

[1] 雕开：即撬开之意，南方方言。

[2] 接续：连续之意，南方方言。

[3] 下半日：即下午，南方方言。

按：此属肺燥之痿证，因其一身痿软，仅此一症，亦可为阳气失去温煦。若有舌脉，则不易误判。若为肺燥之痿，清肺润燥，见效确为快速。另外，仅从文描述上看，此患者不似肌肉萎缩之症，只是全身乏力而已，当然不宜滥用回阳之法。

予治一陈姓者，年逾二十，在书院攻书，陡然卒倒，不知人事。诸医当作中风、中湿、中痰之类治之，全然不效，痛苦非常，卧床不起。请余视之，六脉浮数无力，乃是肺气弱，古人为肺燥症，非风也，即用天冬、寸冬、玉竹、生地、泡参、桑皮、水竹沥，服数剂而痛止。总是一身无力，手足不能举动，但用回阳之药，服一二时辰，痛不可当。仍服前药服之，痛即止。病者笑曰：先生会作戏法，说痛就痛，说不痛就不痛，此是何故？何又治不好？予曰：要你病体全愈，却也不难，非百金不能。此是肺气虚弱，要服高丽参三五斤，方能全愈。如你吝财不肯服，终成废证，故不敢言也。你若不信，请尝试之。予即用丽参一两五钱切片，分作三包，每次一包，蒸水，糖连渣并服，服之至半斤，而能行走，即不舍服，但右手不控物，右脚却是跛的，此是重财轻身，而成残废之人也。予见伊是读书人，教伊看《景岳全书》，择其要言读之，后与人开方治病，自称儒医。真迂儒也，遂淡焉漠焉，而不习也耶。

按：此案有脉象记载，"六脉浮数无力"，可能廖氏亦难明断，故亦曾用回阳之品，而用之则痛甚，疑为温热益伤其阴，筋脉失润，故痛益甚，故立即停用此法，续用前方。后廖氏建议久服高丽参，结合脉象，当知其为气阴两虚之证，非独为肺燥。实难理解，如为肺燥，燥的表现应当十分明显才是，为何不记录，却徒让人揣摩。

余按肺燥症并痿症，惟好酒之人恒多，而不饮酒者亦有之，然秋季更甚。此是何故？经云：肝主筋。而秋时草木枯落，阳明燥金主气之时，金能克木，多有此症。宜甘寒之品服之，病愈之后，宜大补脾肾之阳，用姜、附、肉桂、白术之类治之，可保无虞矣。予常用此法治肺燥并痿软之症，治愈者甚众，不过略言一二，令后之学者，知而不难也。若太、少二经气弱，卒倒不知人事，非温补回阳之剂，则不能愈也。予常治用独参汤治肺燥症得痢疾，或肺气弱，得疟疾，久不愈者，用此方服之，治愈不可胜数。总要认定肺气燥热，方可用之。但高丽参治肺燥、肺热是灵丹，若肺气寒凉，乃鸩毒也。医者用参不可不慎欤。

按：肺燥之痿，其理在津亏筋失所养，益气养阴为其首选，故有高丽参之凉润。此处说若"卒倒不知人事，非温补回阳之剂，则不能愈也"，与前文所记载陈姓者案例中用法不同。因其用回阳之法而身疼益

甚，故知其非阳虚所致。而痿证若为阳虚者，辨之当
不难。廖氏此言，但为强调临床辨证为先，不可以一
病为一证。

予治陈姓者，于正月元霄[1]后，患一身肌肤熯[2]
燥，发渴不止，心烦不眠，神气衰减，余无别症。医
用解肌发散之剂，服之罔效。请予诊之，六脉平和，
左尺脉沉实有力而数。余考《内经》曰：春月发生，
木旺之时，肾水不足，而肾有热邪，生肌肤燥熯，心
燥不眠，咽干作渴。[3]即用小柴胡汤，和解肝胆之气，
又用六味地黄汤，加知母以滋少阴，以泻热邪，二方
合而服之，其病若失。

　　按：观此证主症，肤干，发渴，心烦，神气不足，
当属气阴两虚，廖氏以春季发病，水亏肝旺，而以小
柴胡汤合六味地黄丸治之，以六味地黄丸滋肾源，抑
肝木之虚扰，小柴胡和解以抑肝之虚旺。此案得《内
经》之理、经方之妙用，确实难得，值得细细玩味。

予治一少阴虚阳下竭，阳强不倒，精漏不止，予

---

[1]　元霄：即"元宵"。
[2]　熯：音 hàn，《说文解字》："熯，干貌。"南方口语，熯一熯，就是
把东西热一热的意思。
[3]　春月发生……咽干作渴：此一段文字，因不是原文，不知出于
《内经》何篇，知其理便可。

用前人之古方治：

麦冬去心，六钱，元参一两，煎水，另用肉桂二钱。

分二次和白糖同水药送下，其病若失，接续用桂附理中汤，久服而愈。若用地黄八味丸、清离滋坎之类服之，必主咳嗽，俗呼虚劳症，则足肿腹泄而死者恒多矣。

按：阳强不倒，伴有精漏，一为虚阳外越，一为阳虚不固，上方三药，以育阴潜阳之法，先治其标，待阳回不浮，则阳强之症必缓，然后再以温阳之法以固其精，实为妙着。本人也曾遇到过一例相似患者，阳强不倒，却无精漏等虚损之症，亦无其他不适，同房至少一小时以上，患者乐此不疲，亦予育阴潜阳、清肝泻火之法，治疗过两次，患者无任何反应，却担心起反作用而停止了治疗。迄今难解其理，不过在此次校注结束之际，特意托朋友去侧面打听患者情况，几经周折，方知时间不长之后，患者就出现了严重的阳痿。感慨医道甚难！

予治一张姓者，年逾二十，好饮酒打牌，熬夜太过，不保身体，劳伤正气，得少阴耳聋，舌黑芒刺满口，细语呢喃，大便七日不解，诸医用药通利，病越沉重，已为死症。请予诊之，六脉沉细无力，知是少阴纯阴之证，即用：

肉桂二两，炮姜二两，干姜一两，甘杞一两，胡椒五钱，打破，老蔻仁二钱，冲服，砂头五钱，冲破，制升麻三钱，桔梗三钱，附片二两，姜枣引。

黄糖调当作茶吃，每次服一茶碗，甚是艰难，言腹胀难当，昼夜约十余次，外用生附子五钱，肉桂八钱，为末，和糖为饼，敷上再用生姜二钱，揭[1]烂敷于小腹，用开水壶熨之，约一二时刻，大小便即通，仍用前方，去胡椒、蔻仁、砂仁、升麻、桔梗，加焦术五钱，制芪五钱，另研蔻仁五钱，砂仁二钱，和黄糖，分九次和药水服，每日服一剂，至月余而痊。

按：此类病案，误治甚多，概其见大便不通，皆以"小大不利治其急"。此病起因劳伤，耗伤肾阳，如仅以舌象和便秘二症，则极易误诊为热郁。若细辨，其焦黑之舌必润，据此可与热郁相别，所以此病案描述不算全面，亦易误导，而从脉象上辨为少阴纯阴之证，即肾阳虚衰。然此脉象为泻后之象，初诊时可能脉象不会如此之弱。临证之时，阳虚便秘一证常被忽略，因其需用大剂量温阳之药，非业医精通者，难出此方。此案廖氏双管齐下，内服温阳，外敷温通，故能速见其效。服法亦是不拘常规，一日一剂多服。这种依病而不依常规的服药方法，如今临床见之甚少，实属可惜。可能此类大剂量温阳之品，两次分服，剂量太大，恐有伤正之弊，故采用多服之法以避之，类似常用育阴之法含服，值得临

---

[1] 揭：即"捣"的意思。

床多斟酌。另外，廖氏常于用大剂量温阳药时采用糖调服，这也是佐助之法，以减大辛之药难以下咽之弊，可见其用心极细。

　　予治一张屏山者，年逾三十，因行路劳伤正气，冷热过甚者，常有腹泄之疾，偶因外感寒邪得上吐下泄，头痛如劈，汗出如雨，舌黑耳聋，心中烦燥不安，呻吟不已，凡饮食一下，旋即吐出，即用：

　　炮姜二两，自制附片二两，生干姜一两，安桂一两，甘杞五钱，花椒一钱，炒去汗，姜枣引，糖调服。

　　服后云心中燥辣不安，叫苦不休，仍又吐出，吐后又徐徐当作茶吃，不可久歇，病者摇头，口噤不肯服药，呕总不止，病越加剧，汗出如雨，而成亡阳，陡然叫上半身麻，两乎[1]麻木，俗呼为麻脚症，心荒[2]难当。予用针刺两手塆[3]并舌根，而不出血，只冒一血珠，只要吃冷水。即用干姜、附子为丸，每用十余丸，和冷水吞下，而不吐出。隔不一时，而又吐出，人事昏沉，细语呢喃，寻衣摸床，已为不治之症。予计已穷，静而思之，予尝治脾虚作呕，诸药不效，见景岳医案，宜用独参汤治之，后用回阳之药，

---

[1] 乎：与后文"麻脚症"相参，当为"足"。

[2] 荒：当为"慌"字之误。

[3] 塆：音 wān，山沟里的小块平地，此处当为肘内侧。在南方方言中，塆亦肘部。

治愈者甚众。即用参须一两，煎水当作茶吃，其呕稍止，仍要喝冷水，即用开水俟冷，调白糖蜂糖，乃用桂附丸随水吞之，一二日则一身大烧大热，摸之烫手。有知医者言曰：宜用大黄下之也。予曰不可，此乃虚阳外越，若下之必死。即用蒙桂磨水，徐徐服之，每次用桂附丸合服至一昼夜，而病热气已除，遂觉大松，仍用肉桂四两，自制附片四两，炒干姜四两，姜枣引，糖调候冷服之，至五剂而能起床，饮食如故，久服而愈。

余按此证，是太少二经阴极似阳之症，而手太阴肺经又被虚阳所扰，故宜服独参汤，而太少之阳尽浮于外，不能归原，宜用蒙桂以引导之。头痛如破，汗出如雨，知是少阴头痛，或认为阳明症，用大黄下之即死。此是寒中三阴，阴症似阳，故有是症而大烧大热，与阳症病相同，而症不同。承气之法，毫不敢狍[1]。且以阳症验之，阳症宜饮冷水，则心中快畅，而不呕。又曰：阴症者不能抑[2]，阳病者不能俯。以此二症验之，是阳症也。又看伊身重无力，扶之不起，独语呢喃，错乱颠倒，呼之不应，腹泄不止，舌黑耳聋。

---

[1]　狍：音 páo。《山海经》云："钩吾之山有兽焉，羊身人面，目在腋下，虎齿人爪，音如婴儿，名曰狍鸮。是食人。"《郭注》曰："为物贪惏，食人未尽，还害其身。像在夏鼎。《左传》所谓饕餮是也。"不敢狍，不敢用之意。

[2]　抑：据前后文之意，此当为"仰"字之误。

由此观之，认是阴证，而予敢用回阳之药，杀人救人，只在此际。凡医者，不可忽焉不察也。

按：此案与前案类似，皆因急性劳伤，耗伤精气，阳浮而虚热盛极如实状，故极易误治，紧要之时，一旦误用寒凉，则阳气暴脱，危及生命。然阳伤极甚，胃寒而极弱，已无运化之力，即温热之药凉服，入之亦拒，故此用景岳之法，以独参汤先护胃气，等胃气稍复，再予温热之剂，自然不欲再吐之。医者临证，遇此等特殊情况，需沉住气，深思临床之变，活用诸法，方能得寻妙招解危候。感叹廖氏于此变化中之淡定心态，从容，果断，于证候危急、变幻之中守成知变，一方面坚定自己的诊断，而在服药方面，根据情况不断改变方法，处变不惊，汲取前人经验，终使危候得以解脱，即今读之，心亦如悬！

治一教书先生，年逾四旬，患谷道生虫，医用熟地、白芍、柴胡等药，平肝滋阴之际[1]治之耳。人反饱作胀，遗精滑精，自汗盗汗，神气减少，以为不治之症。请予诊视，此是脾土有湿而生虫。即用：

炮姜一两，附片一两，胡椒五钱，花椒一钱，炒去汗，枯矾一钱，肉桂一两，姜枣引。

糖调服，每天服十二次，服二剂去枯矾，服至月

---

[1] 际：当为"剂"字之误。

而全。再将前药加蜜芪一两，白术一两，加戥[1]分，炼蜜为丸，如梧桐子大，每服五钱，每日空心服，四次开水送下，久服而愈。

按：此案为蛔虫病所致之脾胃虚弱之证，廖氏诊为有湿，则前医用芍药、熟地黄之法，益加重脾胃运化之负担，致其固摄无力而出变证。故仍拟温补中焦之法，加枯矾杀虫兼治其标。枯矾为大寒之品，以糖调服，每天服12次，既为治蛔之法，亦为顾护脾气，2剂即弃而不用，待病已大去，加芪、术以为丸，缓图脾气善后。有功有守，进退自如。

治一廪生罗姓者，患身生虱子，凡痒处抓之即出，诸医不知何故，用杀虫除湿等药，全无效验。请予诊之，六脉沉细无力，其人困倦欲卧，饮食无味，神气衰减，知是三阴气弱之症。即用：

附子一两，炮姜一两，肉桂一两，熟地一两，甘杞一两，老蔻仁三钱，焦术一两。

同前药等分为丸，如梧桐子大，每服四钱，一日四次，服至二月，而精神如故矣。

按：此案所言之身生虱子，据所描述，难言其为何物。据脉症所载，当为阳气衰微之症，慢病宜缓图，故

---

[1]　戥：音 děng，一种小型的秤，用来称金、银、药品等分量小的东西，称"戥子"。

用丸药。从以上蛔虫病、虱病的治疗可以看出中医治疗特殊疾病的思路，在没有直接解决致病因素的前提下，改善自身的体质，是防治此类疾病的最佳思路。

余按上古之世，人禀先天之气，无物欲之弊，故寿至百余岁而阳旺气足，故不敢回阳之剂。今人禀气薄弱，先天不足，兼之精气未充，而斫伤太过，寿夭者众，故阴症多，而阳症少，宜用姜、附、肉桂等药，大补元阳，治愈者甚众。凡医者不可不省察焉。

按：廖氏如此数语，所论极是。然时至今日，不唯伤阳时见，伤阴伤精亦是常态，熬夜成为新常态。因此，临证习用何法，不仅要了解当下人们的生活状态、习惯，心中恪守"辨证"二字，不为习惯思想、经验及一定之理所束缚，则不易犯常识之误。

三阴经阳虚之症颇多，而三阴之中惟少阴症更甚，予再将现症形病大略言之。有吐血、衄血、大小便下血者，有咳嗽吐痰、饮食不消者，有一身肿胀或起白泡如火燎者，有饮水不休者，或手足发烧、心中难当者，有欲浸泥水之中，有一身手足畏寒者，有手足痿软不能行动者，有一身作痒、皮肤色赤红而走散，中有一团不散，痒之至极者，有耳聋、舌黑、舌卷者，有一身骨节痛如斧劈者，有腹痛腹泄者，有阴邪上逆而心气疼痛者，有头痛如劈、汗出如雨，皆少阴经阳虚之症，难以尽述。总要认定阴阳之症治之，乃为良法。予常用回阳之剂，干姜附子汤治纯阴无阳之症，加肉桂甚良。予每用：

炮姜二两，自制附片二两，肉桂二两，生干姜一两。

如虚阳上浮，或目赤面赤，头面红肿者，加熟地一两，当归五钱，白芍三钱，甘杞一两，服一剂，或二三剂，即去地、归、芍、杞服之，再用桂附理中汤加黄芪服之而康。若少阴纯阴之症，则不用熟地、当归、白芍等药，有虚阳上浮，非此不能导引下行矣。莫谓予胆大妄用，而予最怕误人性命，非无本之学也。或谓予所用之方不合法者，请观岐轩仲景之法。干姜附子汤，是仲景治少阴纯阴之症。如用熟地、当归、白芍等药，是陶节菴套仲景真武汤、阳八味之法制。复元汤，是引火归元之法制。温经益元汤，治妄汗妄下之误。又景岳套仲景大青龙汤之法，制大温中饮。大青龙汤乃内热外寒之剂，大温中饮乃内寒外热之剂，镇阴煎乃导引下行之剂，皆不外节菴套仲景之法。汪认菴[1]曰：陶节菴套仲景之法，而作《伤寒六书》。世人只知节菴之方，不知仲景之法也。予非无本之学，是遵前人之古方方法而治之也。夫诸病本从六经而来，总不外阴阳之二者也。总要认定阴症阳症，确有所据，

---

[1]　汪认菴："认"当为"切"，即汪切菴，汪昂是也，清代著名医家，流传甚广之《汤头歌诀》即为其所著。

则当热即热，当凉即凉，当汗即汗，当下即下。若阴阳错杂之症，则寒热互用而无乱紊者也。

按： 廖氏此处总结之语，实为廖氏辨证用药之经验总结。笔者曾于数年前亦有如此心迹，曾拟一方总括临床，凡遇慢病，加减用之，极大方便临证辨证使用。凡临证，如文中所言，"不外阴阳之二者也"，调阴阳之法，附、桂为底，姜、辛为辅，引浮阳以归、地，或加鳖甲、牛膝。仔细研读，其实乃八味肾气丸之变通耳。复元汤、温经益元汤、大温中饮、镇阴煎等名方亦是活用金匮肾气丸之法。笔者亦执金匮肾气丸为调阴阳之群方之首，玩味日久，则益觉其妙。

五□芸治疯吠，□□□□九服。

按： 原文在本篇最后写有 12 字，字迹非常潦草，极难辨认，笔画较粗，看字形特点，与手稿应该是同出一人。联想到明善堂存板里的后半部分有许多歌赋类内容，有可能是准备着手写这部分内容，但是作者写这个手稿的时候，可能还没有完整思路，歌赋部分可能是廖氏后期的作品，仅仅是猜测而已。

附　录：

一、天人转度

无极太极涵万象，子午卯酉紧包藏。
阴阳寒暑常来往，周而复始妙无缰。
人生于寅理不爽，气始中焦肺家乡。
卯传大肠辰胃上，巳时传脾午心旁。
未时小肠气酝酿，申时此气流膀胱。
酉度肾宫注水藏，戌度胞络胆中央。
亥贯三焦意淡汤，子胆丑肝转寅阳。
度数循环无跌荡，人也天乎身也光。
若失常度现病相，内有风热与寒凉。
圣师控药调升降，五运六气合天罡。
六经地面分狭广，配合人身肺肾肠。
炼就龙虎伏魔障，返本还原见老娘。
为其实把太阴讲，先有阴来后有阳。
无极坤卦静安养，亥子丑时十月当。
阴中至阴阳不长，阴极土冷不生阳。
故尔病脉沉缓象，痛腹吐利是提纲。

且将病脉写纸上，何脉形症用何方。

舌白三至有力壮，表实正用理中汤。

无力三至不一样，表虚四逆汤最良。

有力六至麻仁当，三物白散舌胎黄。

眼红身热汗出壮，头眩昏冷气不扬。

无力六至芍草养，归芪建中分二方。

调和寒热无阻挡，以生化出少阴乡。

治有行顾其里上，热病寒治方靡常。

正保真阳不失丧，能因肾中之元阳。

时届冬月地雷降，沉细之脉属丹房。

欲寐不寐亚寒壮，温温欲吐白面光。

身痛骨节兼疼痒，舌胎微白本色彰。

有力三至四逆尚，加桂麻附白辛汤。

无力三至四逆当，加参麻附甘草尝。

热分表里常寻讲，更观病者舌微黄。

有力六至所色广，麻附辛细猪苓方。

无力有汗细推想，附子真武皆可当。

两阴初尽阳初长，其用相火体本郎。

罔之消可气冲上，心中疼热四肢凉。

饥不饮食吐蛔恙，沉弦属在咸池堂。

地中泽临从此降，天时腊月配身旁。

有力三到四逆量，无力三至茱萸汤。

凡遇吐食太阴藏，急用甘草与干姜。

有力六至乌梅酿，无力六至四逆良。

若兼红痢脓血壮，黄连阿胶见吉祥。

森不克土气合畅，丑寅卯时晦逆藏。

寒热功补兼施上，阴邪白解阳自昌。

厥阴真机保和汤，春风相送人少阳。

寅卯辰时阴尽丧，三阳开泰地天长。

恰与少阴相对仗，阳枢阴枢升降藏。

天泰天夬天大壮，正二三月佳期良。

浮弦本经脉景象，配合人身在肾堂。

寒热往来从此降，耳聋胁痛病侧旁。

目弦口苦咽干亢，审经发药合阴阳。

无力三至四逆傲，须加桂枝作主张。

有力小柴芩减上，加桂附辛与干姜。

有力六至大柴望，无力芍甘建物将。

调和嫩阳无阻挡，三焦真气热不伤。

春日迟迟升数丈，即是邪气游大肠。

腰痛脚疼背又疼，口渴气急时时并。

肺脉微小肺家伤，闷闷忧忧口又干。

手寒腹内多虚弱，咳嗽常常背上寒。

脾脉洪大腹鼓胀，饮食不思常喜困。

头疼脑痛呕吐频，食后不食内气损。

脾脉微小两眉愁，闷闷忧忧口唇霄。

手足软疼多气急，无情无义过良宵。

命脉洪大心脑热，潮渴三焦血气结。

四肢倦怠少精神，食后伤风神气别。

命脉微小好和平，肾气应教呕哑多。

手足多寒脾胃冷，口痰无味不调和。

二、手稿中所涉及主要古方

1. 当归活血汤

出自陶节菴《伤寒六书》。当归、人参、柴胡各八分，赤芍药、甘草、红花、桂心、干姜、枳壳、桃仁泥各三分，生地黄一钱。

2. 镇阴煎

出自《景岳全书·卷之五十一德集·新方八阵·热阵》。熟地一二两，牛膝二钱，炙甘草一钱，泽泻一钱半，肉桂一二钱，制附子五七分，或一二三钱，水二钟，速煎服。如兼呕恶者，加干姜炒黄一二钱；如气脱倦言而脉弱极者，宜速多加人参，随宜用之。

3. 大温中饮

出自《景岳全书·卷之五十一德集·新方八阵·散阵》。熟地三五七钱，冬白术三五钱，当归三五钱，如泄泻者，不宜用，或以山药代之，人参二三钱，甚者一两，或不用亦可，炙甘草一钱，柴胡二三四钱，麻黄一二三钱，肉桂一二钱，干姜炒熟，一二钱，或用煨生姜三五七片亦可，水二钟，煎七分，去浮沫，温服，或略盖取微汗。如气虚，加黄芪二三钱；如寒甚阳虚者，加制附子一二钱；头痛，加川芎或白芷、细辛；阳虚气陷，加升麻；如肚腹泄泻，宜少减柴胡，加防风、细辛亦可。

4. 理阴煎

出自《景岳全书·卷之五十一德集·新方八阵·热阵》。熟地三五七钱或一二两，当归二三钱或五七钱，炙甘草一二钱，干姜炒黄色，一二三钱，或加肉桂一二钱，水二钟，煎七八分，热服。此方加附子，即名附子理阴煎；再加人参，即名六味回阳饮。治命门火衰，阴中无阳等证。

三、廖太医经验辩症录上卷目录（明善堂存板）

坏症伤人论

阳症十六字

看病法

治咳病

治虫病

舌胎黄有虚（实）火分辨

阴症十六字

经验阴症论

少阴症

阴阳症论

阴症似阳阴症似阴论

虚阳外越论

脾虚气弱论

后附四则

小儿急慢惊

从此目录与本次整理的目录可以看出来，该书出版时，亦未曾对手稿进行过专业上的处理和整理，看上去似乎还没有手稿有秩序，且第一节就有错别字："坏症伤人论"，应该是"坏药伤人论"。从此处亦可以猜测，此书出版时，当是廖太医已故之后。

廖诚菴学术经验总结

廖氏写此手稿，其中最重要的一点，正如他在序言中提到的："余也幼读古人医书，诸贤著述颇多，纷纷莫辨，泛泛难明。"其中尤为难明者，阳虚之虚阳外浮，这一点可能是该手稿的主要内容，也是作者著此手稿的初衷。在此基础上，再略及其他。相关的详细经验总结，本人于各篇各节段内容中都有按语，此处不再详述，大概总结如下，以便读者阅读。

1. 强调辨证，而辨证首分寒热虚实

首论于"看病切要"，再详于"阴阳证论"，补充于"虚阳外越论"中。在"妇女杂证论"中，其还特别指出："医者，不明阴阳之理，何能分经辨证？每于临证之际，寒热莫辨，虚实不分，焉能起其沉疴哉？"

2. 特别强调"阳虚而浮"的病证特点

可能是"阳虚而浮"之证临床辨证极难，医家错认者多，因此，在廖氏手稿所载医案中，这类病例收集得较多，议论亦相对较多，借以警醒，切不可以认为廖氏只懂此法，仅重此法，那就错悟廖氏用心了。关于这方面的理论，在文中按语中已经详细论述，有兴趣者，可以参看相关内容。

3. 重视脾胃

除在阴阳调理过程中，用药重视脾胃外，特别立一篇"脾虚气弱之症"，有理有案。廖氏建中焦特点，整书可见，即用蔻、桂、椒之类，而多于患者难以服药，加糖调服，如有反胃之类则加丁香，或加黄糖嚼服。此类在服药时顾护脾胃的做法，在他处少见，临证时或可以借以实践。

4. 服药特色

廖氏在手稿有限内容中，其中突显的一个内容就是服药的特色，这对临床是极有指导和借鉴意义的，故特小结如下。

（1）老蔻仁加减嚼服：如文中记载，"另研老蔻仁一钱五分，益智净仁，三钱，西砂头一两五分，为末，和糖为饼，合水药吞服，每日服十二次"。

（2）服药次数，因证而异：目前临床多是一天一剂、一剂两次的服法，基本上多适合一些慢性病患者，如遇急证、重证则十分不宜。廖氏手稿中记载的中药服药次数，最少一次，最多十余次。如治一虚阳证大汗、怕鬼者，每日服八次，治一脾肾阳虚下血患者，日服药十二次。

（3）每日服一剂，当作茶吃：这是一种对各种类型"拒药"的一种服药方法，其特点是，一剂药慢服，根据患者自己的需要，如饮茶一般，慢慢饮用。如治一例久行所伤而为时医误治的一个案例中的服药方法，治虚劳亦有用此服法。

（4）多用黄糖吞服：这种服药方法主要是为了避免温热药或者刺激性较强的中药进服之不适，尤其是大剂量使用温热药之时。

（5）热药冷服：有些患者虚热上扰，胃拒热药，当以冷服，则不吐。

（6）中药脐敷：当内服药难以解决的特殊证候，可以通过用相似的中药，加热脐敷，可取奇效。如治一例少阴纯阴证之便秘，用生附子、肉桂和糖为饼，加姜敷脐，再加上热熨，二便即通。

（7）预防性提示医嘱：对一些需要应用特殊药材或者是药物用量大的时候，患者服药后可能会出现一些不适反应，如果没有提前告知患者，可能会导致患者多因此停药或更换医生，此类情况门诊常见，廖氏特别注意到这一点，因此在处方时，有言在先，防止患者产生迟疑心理，影响服药。如"凡服此药，恐目热齿痛，心烧唇肿，不必畏怯，久服自愈"。能如此对患者，说明医者的自信和责任感。

5. 没有针对性治疗药物的疾病，但从辨证改善体质入手

如手稿中记载的关于蛔虫病、虱病的治疗，在没有直接解决致病因素的前提下，改善自身的体质，是防治此类疾病的最佳思路。手稿中记载的几例病重患者，在没有特效的驱蛔、灭虱的药物情况下，均取得了较好的疗效。这也是目前中医临床时，对一些新型疾病的思路，以辨证之不变，应百病之万变。

最后，需要提示的一点，廖氏尽管强调辨证，但从行文可以看出，廖氏在临证之时亦常犯经验之错误，以某一病为一证，一概统治之。如"妇女杂证论"，就以温补之法统治崩带之证，以温通之法统治癥瘕，以温中之法治带状疱疹，虽然不多，从此亦可见，医者因种种主观或客观的原因多多少少都可能会陷入以病统证的误区，千万不可因曾用某法治愈几例某病就认为此病仅此一法，则失仲景要旨。

致　谢

　　值此手稿及校注出版之际，有几个朋友需要特别感谢。

　　首先要感谢的朋友葛东仁。当初我们几个喜爱中医的人及我的几个学生为了切磋和交流中医，组了个群，名曰"新侣山堂"（源于张志聪之侣山堂，按张潮老师的意思是借其意而已）。因大家凑趣，各取中药为名，于是东仁老弟便得以"葛根"为名。开始时比较热闹，组织过大家一起进行病案交流和理论学习。可惜热过一段时间，俗事繁忙，群还在，中医的讨论和学习却是搁置了。但是葛根对中医的热爱一直保持较高热度，特别是对中医民间手稿的收集。葛根素喜古玩字画，尤爱收集中医民间手稿，家中收集不少中医手稿。一日（大概是2013年左右）他从网上花不低代价，又得一手稿，初初了解，马上联系我，说这手稿我一定感兴趣，发了几张照片给我，我立马就被吸引了，因此立即要求他复印一份给我阅读。约好时间，葛根欣然送到我家，并将原稿给我观看。后因反复阅读，才慢慢产生了校注和出版念头，葛根也一再鼓励，即是有缘人，便须做此有缘之事。葛根对中医的热爱不仅表现在对民间中医手稿的收集上，他对中医理论也有自己独到的见解，闲时也自己给家人拟方开药，试试身手。他一直跟我强调，要对中医的"气"的概念进行深入探讨，与阴阳结合，一定能有所突破。我当然是记在心里。此次隔时空与廖太医相遇，若无葛根，岂可有如此佳缘，因此他是第一个必须感谢之人。

本手稿得以顺利出版，还得感谢两位朋友——陶然先生和丁秋叶女士。说起来二位均与中医有颇深渊源，他们创办的易臻国际生物科技（香港）集团有限公司，主要是从事中医艾灸产品的开发和销售，陶然先生是董事长，丁秋叶女士是总经理。当我在一次闲聊时说到想出版这么一个手稿时，二人均觉得这是一宗杏林趣事，并当即表示愿意出资帮助出版，以便该校注手稿能够及时刊印。陶然先生尚担任世界中医药学会联合会中医治未病专业委员会副秘书长，特别喜爱中医艾灸事业，热衷将艾灸应用于中医养生，并致力于开发艾灸产品，其研发的艾灸产品有火龙灸、雷火灸、泥膜、大观灸、九选贡艾、温阳灸贴、温养眼贴、暖膝贴等多款艾灸产品，种类丰富，充分利用和发挥了艾灸温经通阳、散寒止痛的特点，操作极方便，特别适宜养生馆和居家使用。丁秋叶女士，为世界中医药学会联合会中医治未病专业委员会常务理事，素爱中医养生，曾四处觅名师学中医，自学能力强，对中医基础理论有较为深刻的理解，尤其是在艾灸养生领域临床实践极为丰富，长期从事艾灸养生培训，累计培训上千场，授课数达几十万人次，深受业界好评。我们也经常在一起讨论如何将中医理论及临床应用于艾灸疗法，比如如何通过艾灸和腧穴的配合起到引火归原的作用，如何用灸疗达到潜镇浮阳的目的，如何用艾灸育阴潜阳，如何交通心肾，如何通过艾灸而"火郁发之"，等等，甚是有趣。

值此手稿及校注出版之际，再次对三位朋友的支持深表谢意！

无聊斋主人小中医于 2023 年夏